ÉTUDE

SUR LES

TROUBLES GASTRIQUES

DANS LES MALADIES DU CŒUR

PAR

Eugène BOISSEAU,
Docteur en médecine de la Faculté de Paris,
Ancien externe des hôpitaux.

PARIS
A. PARENT, IMPRIMEUR DE LA FACULTÉ DE MÉDECINE
29-31, RUE MONSIEUR-LE-PRINCE, 29-31

1879

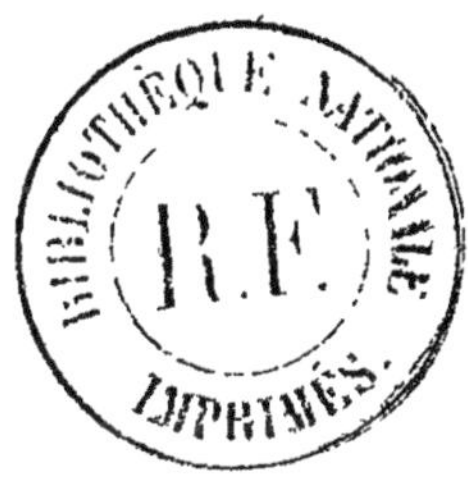

ÉTUDE

SUR LES

TROUBLES GASTRIQUES

DANS LES MALADIES DU CŒUR

PAR

Eugène BOISSEAU,
Docteur en médecine de la Faculté de Paris,
Ancien externe des hôpitaux.

PARIS
A. PARENT, IMPRIMEUR DE LA FACULTÉ DE MÉDECINE
29-31, RUE MONSIEUR-LE-PRINCE, 29-31

1879

ÉTUDE

SUR

LES TROUBLES GASTRIQUES

DANS

LES MALADIES DU CŒUR

Dans certaines circonstances spéciales, une affection du cœur peut se développer et passer à l'état chronique sans que le malade en ait jamais eu conscience (1) ; une désorganisation lente et progressive

(1) Stokes, dans son Traité des maladies du cœur et de l'aorte, s'exprime en ces termes (p. 148) : « L'apparition récente des signes d'une affection chronique ancienne est une circonstance que ne doivent ignorer aucun de ceux qui s'occupent des examens médicaux auxquels donnent lieu les assurances sur la vie. Quelquefois on déclare, après un examen attentif, que tel individu peut être assuré. L'assurance effectuée, le même individu présente, au bout de peu de temps, un ensemble de symptômes qu'on envisage habituellement comme indiquant une affection chronique du cœur. Il est possible que la mort survienne quelques mois après l'assurance, et l'on peut alors contester le paiement de la somme stipulée, par le motif que la maladie du cœur avait échappé au médecin. J'ai vu se développer tous les signes et tous les symptômes de l'insuffisance aortique quelques

d'une ou de plusieurs valvules peut se développer silencieusement, pour ainsi dire, sans douleurs, sans irrégularité dans l'action du cœur, sans que rien, en un mot, vienne attirer l'attention du malade du côté du cœur, d'autant plus qu'elle aura été détournée par des phénomènes gastriques, qui sont parfois tellement accentués, qu'ils semblent constituer, en quelque sorte, une gastralgie ou une dyspepsie essentielles. Avec le développement des affections cardiaques, en effet, coïncide presque toujours tout un ordre de phénomènes pathologiques plus ou moins accentués.

Ces phénomènes deviendront de plus en plus marqués, et pour ainsi dire pathognomoniques, avec les progrès de la maladie du cœur dont ils sont la conséquence. On peut trouver dans la grande majorité des cas, les éléments d'un diagnostic certain dans

mois seulement après une assurance sur la vie faite pour une très-forte somme, et cependant au moment de l'examen médical fait par un excellent praticien, il n'existait aucun signe d'une maladie cardiaque. J'ai vu de même les signes d'une affection chronique des valvules mitrales se développer avec une grande intensité dans l'espace de quelques jours. Ces faits sont importants en pratique, car dans le cas d'une action en justice sur le fait d'ignorance ou de négligence, contre le praticien qui a fait l'examen, les médecins appelés en témoignage pourraient être portés à déclarer que la maladie a pu échapper à l'observateur plutôt que d'admettre qu'elle se fût produite si rapidement. Cette déclaration serait dictée par l'opinion qui veut que le développement d'une maladie coïncide avec l'apparition de ses symptômes et de ses signes, doctrine insoutenable pour les maladies aiguës et à plus forte raison pour les maladies chroniques. »

l'examen des organes voisins. On sait, en effet, que les maladies du cœur, et notamment les affections valvulaires ont un retentissement immédiat sur les fonctions de tous les organes. De plus, ces troubles consécutifs auront des caractères différents, selon que telle ou telle partie de l'organe central de la circulation sera affectée. On pourrait donc encore, en quelque sorte, arriver à déterminer par les caractères mêmes des troubles produits, quelle est la nature de l'affection cardiaque qui les a produits. Parmi ces organes, il est un qui paraît spécialement affecté par les maladies du cœur, nous voulons parler de l'estomac.

Les troubles dont celui-ci peut être le siége, si accentués dans l'asystolie, n'existant pas ou étant à peine marqués quand une hypertrophie compensatrice s'est établie, se montrent bien souvent comme phénomène initial des maladies du cœur.

De plus, les troubles gastriques sont souvent les seuls qu'accusent certains malades, et si l'on n'en a pas une connaissance exacte, ils pourront faire passer inaperçue la cause qui les a produits, l'affection cardiaque. Le praticien qui se trouve en présence de troubles récents ou anciens dans les fonctions de l'estomac doit donc toujours penser que leur cause première a pu être une maladie du cœur ; si bien que Broadbent disait que toutes les fois qu'il voyait un malade avec des troubles gastriques, il faisait un examen minutieux du cœur.

Il existe en effet une relation directe de cause à

effet entre les maladies du cœur et les troubles digestifs. Et cette relation nous est démontrée par les rapports anatomiques et physiologiques du cœur et de l'estomac, rapports tels que tout état pathologique, toute lésion d'une partie quelconque d'un département du premier, doit retentir sur le libre fonctionnement du second.

Dans l'examen de ces troubles de l'estomac, nous aurons donc à tenir compte de son organisation anatomique, c'est-à-dire de ses plans musculeux et muqueux, de ses systèmes glanduleux, circulatoire et nerveux; de ses mouvements et de ses sécrétions, pour nous expliquer par suite de quelles modifications de ses divers éléments, les différents troubles se produisent dans cet organe.

ANATOMIE.

L'estomac est constitué anatomiquement par quatre tuniques de texture et de propriétés différentes :

Une tunique séreuse;

Une tunique musculeuse;

Une tunique fibreuse ou celluleuse;

Une tunique muqueuse richement pourvue de glandes qui sont de deux ordres :

Les glandes à pepsine;

Les glandes à mucus;

De plus, des vaisseaux, des nerfs et du tissu cellulaire entrent dans la composition de ses parois.

Membrane séreuse. — Le péritoine forme à l'estomac une enveloppe complète, excepté au niveau de la grande et de la petite courbure.

Membrane musculeuse. — Cette membrane est formée de trois plans de fibres. Le plan le plus superficiel fait suite aux fibres longitudinales de l'œsophage, qui arrivées à l'orifice œsophagien s'épanouissent sur la grande courbure et sur la tubérosité de l'estomac. Disposées en tissu lâche le long de la petite courbure, elles forment un plan dont l'épaisseur augmente au voisinage du pylore.

Le second plan, ou plan circulaire, est composé de fibres perpendiculaires aux premières, et formant des anneaux qui augmentent d'épaisseur dans toute la portion rétrécie de l'estomac.

Enfin le troisième plan est formé de fibres paraboliques.

Membrane celluleuse. — Elle est intermédiaire à la membrane musculeuse et à la membrane muqueuse avec laquelle elle se plisse dans l'état de vacuité de l'organe. Elle est formée de tissu conjonctif dans l'épaisseur duquel se ramifient les vaisseaux avant de pénétrer dans la muqueuse.

Membrane muqueuse. — La muqueuse présente une surface molle, spongieuse, veloutée, que revêt une couche plus ou moins épaisse de mucosités, plus molle, plus vasculaire dans la partie œsophagienne que dans la partie pylorique où elle est plus épaisse, plus résistance et plus blanche ; plus ténue dans la portion œsophagienne que dans la portion pylorique, où elle offre une épaisseur deux et trois fois plus considérable.

Cette membrane est formée de deux couches, une couche profonde musculaire, et une couche superficielle glanduleuse : la première, adhérente à la tunique celluleuse, formée de fibres musculaires lisses ; la seconde, formée par des glandes nombreuses, serrées les uns contre les autres, qui en constituent la masse principale, et entre lesquelles cheminent les vaisseaux. Les unes, les glandes à pepsine, les plus nombreuses, sont répandues sur toute la surface de la muqueuse ; les autres, les glandes à mucus sont circonscrites au voisinage du pylore.

Ces glandes présentent une différence de structure.

Leur caractère commun est d'être des glandes en tube ; elles figurent un tube cylindrique dans la partie moyenne, renflé, recourbé et souvent bilobé dans le cul-de-sac. Les glandes muqueuses offrent des ramifications plus nombreuses. Toutes, elles débouchent par un conduit excréteur dans des dépressions de la muqueuse. Dans cette partie, l'épithélium est prismatique ; en pénétrant dans les parties profondes cet épithélium change de nature : il forme un revêtement sécrétoire. Les cellules sous-jacentes comprises entre les précédentes et la membrane limitante sont les cellules bordantes (Belegzellen) ou cellules à pepsine.

La nature des glandes se distingue d'après l'abondance des cellules bordantes. Abondantes dans la partie œsophagienne, elles font presque entièrement défaut dans le voisinage du pylore.

Les premières sont les glandes à pepsine, les secondes, les glandes à mucus.

Il existe encore toute une série d'organes dont les rapports anatomiques et physiologiques avec les différentes parties de l'estomac que nous venons de décrire, et dont les relations intimes avec le cœur sont de nature à faire comprendre les troubles du premier organe, dans le cas où les fonctions du second ne s'accomplissent plus avec leur régularité physiologique normale.

Nous voulons parler des vaisseaux et des nerfs.

En effet, les artères sont très-volumineuses et très-multipliées. Ce sont, venant du tronc cœliaque :

1° L'artère coronaire stomachique fournissant des rameaux œsophagiens ascendants qui s'anastomosent avec les œsophagiennes aortiques : des rameaux cardiaques qui se distribuent à l'orifice œsophagien et à la grosse tubérosité de l'estomac ; des rameaux gastriques plus volumineux qui se distribuent à la paroi antérieure et à la paroi postérieure de l'estomac. Elle se termine en s'anastomosant avec l'artère pylorique, branche de l'hépatique.

2° La pylorique et la gastro-épiploïque droite, branches de l'hépatique ; la pylorique dont les rameaux antérieurs se distribuent à la petite courbure de l'estomac ; la gastro-épiploïque droite fournissant des rameaux au pylore. Ses rameaux ascendants qui naissent de sa portion horizontale se portent les uns à la face antérieure, les autres à la face postérieure de l'estomac.

3° La gastro-épiploïque gauche et les vaisseaux courts, branches de la splénique ; la gastro-épiploïque gauche se portant derrière la grosse tubérosité de l'estomac, pour gagner la grande courbure, puis venir s'anastomoser avec la gastro-épiploïque droite, et fournir, comme elle, des rameaux ascendants ou gastriques ; les vaisseaux courts se portant au grand cul-de-sac de l'estomac, jusqu'au cardia, où ils s'anastomosent avec les branches cardiaquesfournies par la coronaire stomachique.

En outre, l'orifice œsophagien de l'estomac reçoit encore des branches des artères diaphragmatiques inférieures et des œsophagiennes inférieures.

Au nombre de deux, les diaphragmatiques inférieures naissent directement de l'aorte, tantôt à côté l'une de l'autre, tantôt par un tronc commun. Chacune des diaphragmatiques se divise en deux branches, l'une interne, l'autre externe. De ces deux branches, l'interne se porte directement en avant, se divise en plusieurs rameaux, et s'anastomose en arcade avec celle du côté opposé, autour de l'orifice œsophagien auquel elle envoie des ramifications. En outre, la diaphragmatique inférieure gauche envoie un rameau à l'œsophage, rameau qui s'anastomose avec les branches œsophagiennes fournies par la coronaire stomachique et par l'aorte. Car l'artère œsophagienne inférieure qui naît directement de l'aorte thoracique, descend au-devant de l'œsophage et s'anastomose avec les rameaux œsophagiens fournis par l'artère diaphragmatique inférieure gauche et par la coronaire stomachique.

On verra quel rôle nous faisons jouer à l'origine de ces artères et à leurs anastomoses, dans la genèse de certains troubles gastriques et notamment de l'hématémèse survenue à la suite des maladies du cœur.

Ces artères forment sur l'une et l'autre face de l'estomac un réseau anastomotique d'où partent des branches qui se placent d'abord entre la séreuse et la musculeuse, s'anastomosent, traversent les membranes musculeuse et celluleuse, se divisent et s'anastomosent encore un grand nombre de fois jusqu'à ce que, devenus capillaires, les vaisseaux s'engagent dans la membrane muqueuse. Ces dernières divisions s'élèvent perpendiculairement entre les glandules, à l'orifice desquelles elles communiquent entre elles en formant un réseau superficiel serré.

De ce réseau superficiel naissent les veines qui cheminent entre les glandules, forment un réseau veineux sous-muqueux par leurs nombreuses anastomoses, d'où partent des rameaux qui suivent la même direction et portent le même nom que les rameaux artériels, pour concourir à la formation de la veine porte.

En outre, de même que pour la circulation artérielle, des anastomoses établissent, en quelque sorte, une circulation veineuse supplémentaire. En effet les branches de la veine gastrique supérieure s'anastomosent avec les branches œsophagiennes inférieures et avec les veines diaphragmatiques; et celles-ci ne vont pas concourir à la formation de la veine porte, mais s'abouchent directement dans la veine cave inférieure.

Le sang veineux de l'estomac est donc ainsi ramené au cœur indirectement, par l'entremise des veines sus-hépatiques, des veines intra-hépatiques et du système capillaire de la veine porte et de la veine cave; directement par les veines œsophagiennes inférieures et diaphragmatiques qui se jettent dans la veine cave; et nous verrons quel rôle Leube (1) fait jouer à ces dernières et à leurs anastomoses, dans la production des troubles gastriques et des hématémèses. On voit donc qu'une large communication veineuse est assurée entre la circulation veineuse de l'estomac et le système veineux général. Nous ajouterons que la veine porte est elle-même en communication avec le système veineux général, non-seulement par l'intermédiaire des veines hépatiques, mais encore par les branches de l'hypogastrique. Elle communique en effet constamment, par les veines hémorrhoïdales moyennes, avec les branches de l'hypogastrique.

Enfin nous signalerons aussi la béance des veines hépatiques, l'ampoule de la veine cave, et les adhérences de celle-ci au trèfle aponévrotique du diaphragme.

(1) Ziemsen, Handbuch der Krankeiten des chylopëteschen Systems, gastritis chronica, p. 57, et Magenblutungen, p. 162.

Il est facile de prévoir par ce qui précède, que toute perturbation déterminée par les maladies du cœur dans la circulation, aussi bien dans la circulation artérielle que dans la circulation veineuse, devra avoir un retentissement immédiat et plus ou moins marqué sur les fonctions de l'estomac, et déterminer des modifications diverses suivant que telle ou telle partie du cœur sera affectée, non-seulement dans son fonctionnement mécanique, mais aussi des troubles de nutrition, d'exhalation, de sécrétion et d'absorption.

En effet, les lymphatiques recevront le contre-coup des troubles apportés à la circulation.

De ces vaisseaux, les premiers, ou lymphatiques profonds, prennent leur origine, les uns superficiellement, les autres profondément dans la couche glanduleuse de la muqueuse au-dessous de laquelle ils se réunissent en de nombreuses anastomoses pour former un réseau serré, et traverser ensuite la tunique musculeuse; les seconds, ou lymphatiques superficiels forment un réseau variqueux sous le péritoine. Les uns et les autres cheminent sous la tunique séreuse, et se dirigent vers l'une et l'autre courbure de l'estomac pour se jeter dans les ganglions qui s'y trouvent, puis à travers d'autres glandes pour aboutir enfin à un tronc commun et de là au canal thoracique, qui lui-même vient s'ouvrir à l'angle de réunion des veines sous-clavière et jugulaire interne gauches, et par l'entremise du tronc veineux brachio-céphalique, dans la veine cave supérieure. A son orifice le canal thoracique est muni d'une valvule qui empêche le reflux du sang dans le vaisseau.

On voit que, là encore, il existe une relation directe entre les chylifères de l'estomac et la circulation veineuse générale.

Mais il est encore des éléments sous la dépendance desquels toutes les parties anatomiques de l'estomac que nous venons d'étudier se trouvent placées, et qui ont avec le cœur des relations directes : nous voulons parler des éléments nerveux qui tiennent sous leur dépendance non-seulement les mouvements et les contractions des plans musculaires de l'estomac, mais aussi la circulation artérielle, veineuse et capillaire, en un mot les fonctions de sécrétion et d'exhalation.

Le cœur et l'estomac en effet sont sous la dépendance du pneumogastrique et du grand sympathique.

Les nerfs cardiaques viennent : 1° les uns, du système des ganglions du grand sympathique par six rameaux ; ce sont des branches des ganglions cervicaux ; 2° les autres du système cérébro-rachidien ; ce sont les filets cardiaques du pneumogastrique. Les six nerfs cardiaques du grand sympathique s'anastomosent entre eux et avec les rameaux cardiaques du pneumogastrique, pour donner naissance à un plexus considérable, c'est le plexus cardiaque. De ces filets plusieurs se portent à la face externe du péricarde, dans lequel ils se perdent ; d'autres s'éloignent bientôt des artères dont ils suivaient le trajet, pour pénétrer entre les faisceaux musculeux du cœur, et se perdre soit dans l'épaisseur des fibres charnues, soit dans l'endocarde.

Les nerfs de l'estomac sont aussi de deux ordres : Les uns viennent du pneumogastrique ; les autres, du plexus solaire.

Les deux nerfs pneumogastriques forment un plexus autour de l'orifice cardiaque, et se distribuent le gauche à la face antérieure, le droit à la face postérieure de l'estomac. Le pneumogastrique droit envoie en outre un certain nombre de filets au plexus solaire, à la formation duquel viennent aussi concourir le grand et le petit splanchnique. Du plexus solaire partent des filets dont les uns vont s'épanouir sur le cardia, les autres suivent le trajet de l'artère coronaire stomachique. Ces filets nerveux traversent la tunique musculeuse de l'estomac, et se distribuent en partie aux fibres musculaires qui la composent, en partie à la membrane muqueuse, et aux vaisseaux.

Le système nerveux de l'estomac appartient donc de même que le système nerveux du cœur au système des glanglions du grand sympathique, et au système cérébro-rachidien.

D'autre part, parmi les filets que le pneumogastrique donne au cœur, MM. Ludwig et Cyon ont discerné quelques filets dont l'excitation produit, par l'intermédiaire de la moelle et du grand sympathique, la dilatation paralytique de tous les vaisseaux du corps, principalement de ceux de l'abdomen ; ils donnent à ces filets le nom de nerfs dépresseurs du cœur. Nous verrons quelle action exercent, d'après M. Vulpian, ces filets nerveux dans la production des troubles gastriques consécutifs aux maladies du cœur.

De son côté l'estomac présente des ganglions et plexus nerveux qui lui constituent un système nerveux intraviscéral qui lui est propre. Le plexus nerveux d'Auerbach, situé dans la couche musculaire, le plexus nerveux de Meissner situé dans la tunique celluleuse, et les réseaux fibrillaires qui les relient, peuvent avoir une certaine influence sur le fonctionnement de l'estomac. Mais ces systèmes, quoique formant un appareil indépendant , sont cependant en quelque sorte sous l'influence du système nerveux général ; car ils sont renforcés dans leur action par les filets nerveux du pneumogastrique et du grand sympathique.

ETIOLOGIE ET PATHOGÉNIE.

Nous avons dit que la fonction digestive exigeait, pour son parfait établissement, l'intégrité de toutes les parties qui la constituent : muscles, muqueuse, glandes, vaisseaux et nerfs. Ce sont là, pour ainsi dire, des conditions intrinsèques. Mais il y a aussi des conditions extrinsèques qui doivent être réalisées, et ces conditions sont l'intégrité fonctionnelle de la circulation et de l'innervation. L'étude anatomique nous a déjà montré quelles relations intimes unissaient ces dernières au cœur; l'étude physiologique nous en donne une nouvelle preuve, car si l'appareil circulatoire et le sang qu'il charrie, et le système nerveux, ne gardent plus avec l'estomac leurs rapports anatomiques et leurs relations fonctionnelles normales, il en résultera un état pathologique des fonctions stomacales.

En effet, les phénomènes dont l'estomac est le siége pendant le travail digestif, et qui constituent par leur ensemble la fonction digestive, sont de deux ordres; ce sont des phénomènes mécaniques et des phénomènes chimiques.

La tunique musculaire est l'agent des phénomènes mécaniques.

La couche des fibres longitudinales permet à l'estomac d'exécuter des mouvements dont le rôle est essentiel dans le phénomène de la digestion. Elles agissent en rapprochant les deux orifices. Les fibres circulaires et les fibres en anses, de leur côté, agissent en comprimant la masse alimentaire suivant l'axe de l'estomac. C'est donc par l'action commune de ces fibres qu'est fixée la durée du bol alimentaire dans l'estomac. Les mouvements de l'estomac ont un caractère particulier ; ce sont des mouvements péristaltiques rhythmés. Cette contraction vermiculaire a donc pour résultat de comprimer successivement du cardia vers le pylore la partie superficielle du bol alimentaire, tandis que la partie profonde suit une progression inverse, du pylore vers le cardia.

Le mélange des aliments avec le suc gastrique est ainsi assuré.

Leurs transformations moléculaires chimiques étant opérées, les parties non assimilables, et non encore digérées sont transportées par ces mêmes contractions dans le duodénum à travers l'ouverture pylorique.

Pendant ce brassage du bol alimentaire, qui a pour résultat de présenter chacune de ses parties successivement aux différentes parties de la surface interne de l'estomac, les glandes qui tapissent la muqueuse stomacale entrent en fonction sous l'influence d'un stimulus particulier. Les cellules qui remplissent le calibre entier des tubes glanduleux pepsinifères s'écoulent du côté de la surface libre de la muqueuse avec le liquide qui leur sert de véhicule. Ces éléments contiennent le suc gastrique.

L'analyse chimique de celui-ci a montré qu'il est formé de 99 parties d'eau sur 100 parties; qu'il contient en outre différents sels, parmi lesquels des chlorures alcalins et terreux, un acide libre qui lui donne sa réaction, et une matière azotée organique, la pepsine.

L'acide libre est d'une grande importance dans les phénomènes chimiques de la digestion, et la pepsine n'exerce son action qu'autant qu'elle lui est unie. Les digestions artificielles montrent en effet que lorsqu'on a saturé l'acide libre de suc gastrique, celui-ci a perdu ses propriétés. D'un autre côté, l'eau simplement acidulée ne peut pas constituer à elle seule un suc gastrique artificiel. De plus, le suc gastrique bouilli a perdu toutes ses propriétés. C'est donc que la pepsine a perdu toute son action, ses qualités de ferment, car le liquide est toujours acide; et quand on sature l'acidité du suc gastrique par un alcali, la pepsine perd son pouvoir dissolvant. Force est par conséquent de reconnaître que c'est dans l'action simultanée de ces deux agents que réside toute la propriété digestive.

Mais ce qu'il importe surtout de noter, c'est que le ferment gastrique, ou pepsine, n'exerce son action que dans un milieu acide.

Outre l'acide libre, et la pepsine, le suc gastrique contient encore un autre principe fourni par des glandes particulières que nous avons décrites sous le nom de glandes à mucus, et que nous avons dit exister surtout dans la partie pylorique. Cette substance mal définie, appelée mucus, recouvre la muqueuse de l'estomac dans l'état de vacuité de l'organe, et se mêle aux produits de sécrétion des autres glandes pendant que s'accomplissent les phénomènes digestifs.

En résumé donc, le travail de la digestion stomacale est soumis à deux conditions principales, au fonctionnement mécanique, et au fonctionnement chimique, et ces deux conditions sont intimement liées l'une à l'autre, puisque c'est la digestion mécanique qui règle la durée du séjour du bol alimentaire dans l'estomac, et que c'est pour ainsi dire sous son influence que s'opère la digestion chimique.

Enfin il faut encore signaler les phénomènes d'absorption, nous réservant de parler des phénomènes d'exhalation quand nous traiterons des troubles auxquels peut donner lieu la production des gaz dans l'estomac.

L'estomac possède un réseau sanguin, veineux et lymphatique extrêmement riche, et son grand développement semble déjà prouver que ces deux ordres de vaisseaux sont des instruments puissants d'absorption. En effet, malgré des expériences contradictoires, il est prouvé aujourd'hui que l'absorption s'opère sur l'eau, sur les sels solubles dans le suc gastrique; sur les matières albuminoïdes digérées, sur le sucre déjà formé aux dépens des matières amylacées. Et cette absorption doit-être considérable pendant les trois ou quatre heures que les aliments séjournent dans l'estomac.

On voit donc que toutes les parties constituantes de l'estomac sont appelées à jouer un rôle physiologique dans les phénomènes de la digestion. Et les rapports anatomiques normaux des différents éléments constitutifs, et le rôle physiologique que chacun d'eux est appelé à remplir, sont de nature à nou éclairer sur le rôle pathogénique que joue chacun d'eux en particulier, et sur les associations qui les unissent dans les phénomènes morbides dont l'estomac peut être le siége.

Nous avons dit en effet que l'intégrité de la fonction digestive de l'estomac exigeait l'intégrité anatomique et fonctionnelle de la circulation et de l'innervation. Nous verrons quels troubles peuvent être apportés aux phénomènes mécaniques et à la sécrétion de l'estomac, par suite aux phénomènes chimiques, par leur perversion fonctionnelle. Si la sécrétion elle-même est sous l'influence du système nerveux, il n'en est pas moins évident qu'elle dépend aussi de la circulation, et nous verrons quelles entraves peuvent être apportées à celle-ci par les maladies du cœur.

De même toutes les parties constituantes de l'estomac, muscles, vaisseaux, muqueuses et glandes, sont sous la dépendance du système nerveux, et les troubles fonctionnels de celui-ci sont liés aussi aux maladies du cœur, comme nous le verrons, et entraînent à leur suite tout un cortége de phénomènes pathologiques.

En effet après la section des pneumogastriques, les mouvements de l'estomac sont suspendus, et les sécrétions sont diminuées. Quand, d'un autre côté, on irrite les ganglions du grand sympathique qui envoient des filets à l'estomac, on éveille des contractions énergiques de celui-ci, et on produit une abondante sécrétion des glandes gastriques. Les modifications éprouvées par les différentes parties de l'estomac, sont donc sous la dépendance du système céphalo-rachidien et du système trisplanchnique, et ceux-ci peuvent agir de deux façons différentes : car les expériences que nous venons de citer ne sont en quelque sorte que la reproduction des phénomènes pathologiques dont ils peuvent être le siége dans les maladies du cœur.

« Convaincu, dit Trousseau (1), que la vie ne s'entretient que par les excitants, comme Broussais le professa après lui, à peu de choses près, Brown pensait que chaque organe était doué d'une capacité particulière d'excitation, qu'il appelait excitabilité, et que cette excitabilité s'épuisait par le seul fait de sa mise en jeu. Il disait, par exemple, l'encéphale, la moelle, l'appareil musculaire, ont une aptitude à entrer simultanément en action pour exécuter la fonction de la locomotion. Or, si l'excitation exercée par l'intelligence sur les muscles, par l'intermédiaire du système nerveux rachidien auquel elle commande, s'exerce pendant un temps trop long, il arrivera un moment où le système nerveux et l'appareil musculaire ne répondront plus à cette excitation cérébrale, où ils perdront leur capacité d'être excités, leur excitabilité ; ils tomberont dans l'asthénie, mot qui se traduit ici par celui d'impuissance. Or il n'y a plus pour Brown qu'un moyen extra-médical de rendre aux muscles et au système nerveux la capacité qu'ils ont perdue, ce moyen c'est le repos. Mais si l'excitation est constamment portée au delà de ses limites normales, l'excitabilité s'épuise dans une proportion supérieure à celle que le repos pourrait lui permettre de recouvrer, de telle sorte que l'habitude d'être excités fera perdre à ces organes la faculté d'être

(1) Leçons cliniques. Dyspepsie.

mis en jeu par les stimulus normaux auxquels ils répondaient auparavant, et qu'il leur faudra un stimulus plus considérable. »

C'est ce qui se passe dans les différents appareils de l'estomac. Nous admettrons avec Trousseau que ces appareils peuvent être troublés de deux façons différentes, ou par diminution, affaiblissement, ou par augmentation de l'excitabilité.

L'intégrité du système nerveux est une des conditions les plus importantes pour que le travail de la digestion se fasse régulièrement.

Or ce système nerveux comprend trois parties distinctes : un appareil de sensibilité, un appareil de motricité, un appareil de sécrétion ; ce dernier étant lié probablement d'une façon intime au précédent.

Différents troubles gastriques peuvent donc survenir à la suite de la perversion fonctionnelle de ces appareils.

Nous noterons d'abord des troubles de la sensibilité de la muqueuse (anesthésie, hyperesthésie).

En second lieu, des troubles du système nerveux, moteur des muscles ou des vaisseaux (akinésie, hyperkinésie des tuniques musculaires).

Enfin des troubles du système nerveux vasomoteur, et par suite des troubles de sécrétion.

Sensibilité. — La sensibilité fournie par le pneumogastrique à l'estomac est inégalement distribuée dans les différentes parties de celui-ci. Par ordre décroissant, on doit signaler le pylore, la petite courbure, la grande courbure, le grand cul-de-sac. Dans l'état pathologique cette sensibilité peut être troublée soit par diminution, soit par augmentation.

La diminution de la sensibilité agit en entravant ou même en supprimant l'action réflexe, et doit amener un arrêt de toutes les fonctions de l'estomac. Cependant d'après M. Sée, on n'a jamais observé de dyspepsie par anesthésie.

Il n'en est plus de même pour les troubles par augmentation de la sensibilité. Il est incontestable que l'hyperesthésie de la muqueuse en agissant sur les réflexes peut amener des douleurs gastralgiques par hyperkinésie consécutive. Elle peut aussi par conséquent déterminer une hypersécrétion glandulaire et par suite donner lieu à un état dyspeptique. On sait, en effet, que l'excitation directe des filets nerveux de la muqueuse de l'estomac détermine une congestion passagère de tous les vaisseaux de cet organe, et une abondante sécrétion de suc gastrique. L'excitation pathologique excessive de ces filets terminaux amènera les mêmes modifications.

Le phénomène initial de l'hyperesthésie serait donc de la gastralgie, qui donnerait lieu, par irritation locale, à de la dyspepsie.

Le vomissement doit aussi trouver son explication, en partie au moins, dans cette hyperesthésie même.

Des expériences nombreuses ont mis hors de doute l'intervention du diaphragme et des muscles abdominaux dans l'acte du vomissement ; mais l'estomac a aussi à ce phénomène une part directe. La sensibilité de l'estomac, et, par suite de l'excitation pathologique, cette hyperesthésie, irrégulièrement distribuée, doit se développer avec une intensité décroissante du pylore vers le cardia; l'excitation réflexe amènera des contractions des plans musculaires de l'estomac qui acquierront d'autant plus d'énergie dans le même sens que ces plans musculaires forment un tissu à mailles d'autant plus serrées qu'on les examine plus près de la portion pylorique. Les contractions seront donc plus énergiques dans cette partie et iront en diminuant vers le cardia; les fibres longitudinales rapprochant en outre les deux extrémités, la masse alimentaire sera repoussée par l'ordre de ces contractions à travers l'ouverture œsophagienne. De plus, les fibres musculaires formant un anneau ou sphincter résistant à l'ouverture pylorique, celle-ci sera fermée par les contractions mêmes des fibres musculaires qui entrent dans sa composition, quand, au contraire, l'ouverture œsophagienne n'opposera qu'une faible résistance aux matières alimentaires. Le vomissement dépend donc d'une désharmonie de l'énergie de contraction de l'estomac, du pylore et du cardia. Et ce que nous venons de dire est vrai, à plus forte raison, pour la régurgitation, celle-ci n'ayant pas besoin pour se produire du concours du diaphragme et des muscles des parois abdominales.

Motricité. — De même que la sensibilité, la motricité de l'estomac peut être modifiée en deux sens, ou par diminution, ou par exagération, par akinésie ou par hyperkinésie.

L'insuffisance des contractions peut-elle amener le séjour prolongé des aliments dans l'estomac? L'expérience qui consiste à couper les pneumogastriques, et à constater que cette section n'entraîne pas le séjour prolongé des aliments n'est pas concluante, car cette section n'avait pas paralysé le système nerveux intra-viscéral. Et d'ailleurs si on introduit des aliments non divisés dans l'estomac d'animaux dont on a coupé les pneumogastriques, ces aliments peuvent y séjourner trois ou quatre jours (Nasse).

Nous continuerons donc d'admettre avec Trousseau (1) et Leube (2) les troubles gastriques par akinésie, et nous ajouterons que cette akinésie peut agir en favorisant la stase sanguine dans tout le réseau des vaisseaux de cet organe; elle augmente par conséquent les exhalations gazeuses auxquelles viennent encore s'ajouter les gaz qui se produisent par suite des fermentations butyrique, lactique, acétique, etc., augmente par cela même le volume de l'organe, le distend outre mesure, donne lieu à la flatulence, aux éructations, fait perdre au tissu musculaire sa tonicité dans une certaine mesure, et fait naître ainsi de nouveaux troubles par asthénie. Cette asthénie musculaire, que l'épuisement de l'excitabilité dépende de l'excitation prolongée, ou de l'espèce de paralysie produite par la distension forcée de l'organe, comme l'asthénie sécrétoire à laquelle elle est liée, cette asthénie est une cause de dyspepsie.

(1) Trousseau. Loc. cit.
(2) Lenbe. Ziemsen gastritis chronica.

Enfin cette stase sanguine peut, à un degré ultime, donner lieu à une certaine exhalation de sérosité des vaisseaux, et ajouter ainsi une nouvelle cause d'asthénie de la fibre musculaire.

« Enfin, à côté du manque d'acide gastrique, la seconde cause, celle qui a pour effet de ralentir l'expulsion du contenu de l'estomac, la faiblesse de ses muscles se fait également valoir, chez les individus atteints de maladies des poumons et du cœur, où en dehors de l'altération qui en résulte dans le rapport des vaisseaux de l'estomac, on a encore à compter avec une certaine imbibition séreuse des couches musculaires de la paroi stomacale, et par conséquent avec un affaiblissement de leurs fonctions(Leube)(1). »

Nous ajouterons que ces phénomènes sont liés à l'anesthésie et à l'hyperesthésie.

Les contractions trop énergiques de l'estomac peuvent produire l'expulsion des aliments par en bas et par en haut. Nous avons déjà parlé du vomissement par hyperesthésie et par hyperkinésie consécutive. Il peut se produire aussi par hyperkinésie primitive, et cela est vrai aussi pour la régurgitation.

Système nerveux vaso-moteur. — Nous avons déjà parlé des troubles apportés au système nerveux vaso-moteur. Nous ajouterons que l'excitation pathologique de ce système nerveux peut amener la dilatation réflexe de tous les vaisseaux de l'estomac, et détermi-

(1) Ziemsen, Handbuch der krankeiten des chylopoëtischen Systems. t. 2 Haeñe, gastritis acuta, p. 28.

ner de la stase sanguine avec tous les phénomènes pathologiques consécutifs. Enfin nous y rattacherons les troubles du système glandulaire, car il n'est pas démontré qué les glandes de l'estomac soient sous la dépendance directe du système nerveux. En tout cas, que la sécrétion des glandes de l'estomac soit sous la dépendance directe du système nerveux, ou qu'elle soit sous la dépendance seule de la circulation, ou, ce qui est plus probable, qu'elle soit affectée directement et simultanément par le système nerveux et par la circulation, les troubles fonctionnels de ces glandes sont les mêmes, et les phénomènes gastralgiques ou dyspeptiques pourront toujours être rattachés à deux causes principales, changement dans la quantité, changement dans la qualité du suc gastrique. D'un côté, s'il paraît probable que les modifications qui surviennent dans les produits de sécrétion, et dans les glandes qui sécrètent soient sous la dépendance de filets nerveux particuliers, d'un autre côté il est incontestable que l'apport physiologique du sang est nécessaire au fonctionnement normal de ces glandes. Nous admettrons donc que des troubles peuvent survenir dans les sécrétions, par suite des altérations fonctionnelles du système nerveux vaso-moteur, et par suite, dans la circulation. On trouve, en effet, une explication suffisante des troubles sécrétoires dans les troubles de la circulation, soit ischémie, soit stase sanguine. Dans le premier cas, l'apport du sang n'étant pas assez considérable, on comprend facilement que la sécrétion gastrique soit diminuée et que des troubles consécutifs puissent en résulter : fermentations alimentaires, flatulence, éructations, régurgitations, vomissements. Dans le second cas, le sang n'étant plus renouvelé, ou n'étant renouvelé que d'une façon insuffisante, ne conserve plus ses rapports physiologiques normaux avec la fonction de sécrétion ; il perd ses propriétés oxydantes par la perte même de l'oxygène qu'il a déjà fourni à la sécrétion d'un suc gastrique normal, et l'on comprend dès lors que l'acide libre de celui-ci, ne trouvant plus les éléments nécessaires à sa formation, cesse de se produire avec ses rapports normaux. Mais les autres éléments qui entrent dans la composition du sang doivent aussi être modifiés quantitativement et qualitativement. Les glandes ne peuvent plus y puiser les principes qu'elles y trouvent à l'état normal, et la sécrétion se trouve entravée.

Ces modifications moléculaires du sang ne pourraient-elles pas aussi amener des troubles de nutrition de l'estomac? Sans vouloir trancher cette question, qu'il nous soit permis de dire dès maintenant, que dans toutes les observations que nous avons pu recueillir dans Bouillaud, Todd, Stokes, etc., de troubles gastriques survenus à la suite de maladies valvulaires du cœur, ayant occasionné des stases sanguines dans les vaisseaux de l'estomac, et dans lesquelles l'autopsie a pu être faite, la muqueuse a été trouvée ramollie, et présentant des altérations à

des degrés divers. Le degré de ces altérations dépendra de l'ancienneté de l'affection. Ainsi dans la dyspepsie aiguë, on ne constate aucun trouble de cette nature, ainsi que l'ont prouvé les expériences de MM. Laborde, Cornil et Ranvier (1). Le tissu sous-muqueux est simplement congestionné, et les saillies vasculaires intraglandulaires présentent une tuméfaction plus ou moins considérable, au point parfois de faire tomber l'épithélium. Mais les glandes elles-mêmes n'ont pas encore subi d'altération ; ce qui indique que c'est un état transitoire. Mais dans la dyspepsie chronique, il n'en est plus de même. Dans les autopsies qui ont pu être faites, on a constaté une hypertrophie de la muqueuse, avec des dilatations kystiques, jaunes et opaques, produites par l'oblitération des culs-de-sac glandulaires, et donnant à la muqueuse un aspect mamelonné (Louis, Rokitansky, Brinton, etc.). M. Raymond (2) rapporte que « M. Louis a com-
« muniqué à l'Académie de médecine, deux cas de
« dyspepsie rebelle, suivis de mort, et accompagnés
« d'autopsie. M. Mathias Duval a pratiqué l'examen
« hystologique, et a constaté une dégénérescence
« granulo-graisseuse des éléments glandulaires,
« avec de petits foyers hémorrhagiques dans le tissu
« sous-muqueux. Rokitansky, Fenwick, Haberson,
« Jones, Fox, etc., avaient déjà signalé ce fait... Enfin
« les lésions peuvent dépasser la muqueuse, et s'é-

(1) Gazette médicale de Paris, 1877.
(2) Dr Raymond. Des dyspepsies, 1878, p. 82.

« tendre jusqu'à la tunique musculaire; ce qui se « produit alors n'est pas facile à déterminer, mais il « est certain que la dilatation totale de l'estomac « résulte d'une altération des éléments contractiles. »

Nous reparlerons de ces lésions quand nous ferons l'histoire des hématémèses envisagées comme symptomatiques des maladies du cœur.

Nous n'avons pas encore parlé de certains autres phénomènes pathologiques, les régurgitations acides, la gastrorrhée, le pyrosis, la flatulence, la pesanteur d'estomac, les crampes, parce qu'étant liés d'une façon intime avec les troubles musculaires, sensitifs, moteurs; et sécrétoires de l'appareil digestif, leur histoire ne pouvait être faite qu'après l'étude de ceux-ci.

En effet la régurgitation n'est qu'un vomissement en petit, presque sans effort, produit par l'action mécanique des plans musculaires de l'estomac, et souvent par l'action seule de ceux-ci. Tandis que le vomissement demande l'effort simultané des muscles de l'estomac, du diaphragme et des muscles abdominaux, la régurgitation peut se produire en dehors de toute action mécanique extérieure à l'estomac. Tout ce que nous avons dit des vomissements dans ses rapports avec l'hyperesthésie et l'hyperkinésie est donc applicable à la régurgitation simple. Et nous pouvons dire encore que ce phénomène dépend de l'énergie relative des contractions de l'estomac dans la partie pylorique, et du défaut de résistance du cardia. En second lieu, l'acidité est due à une production exagérée d'acide et à des produits de fermentations anormales; à une production exagérée d'acide, car « ainsi que Graves le professait déjà en 1828, « comme Berzélius le répéta sept ans plus tard, ces « produits de sécrétion acide sont constitués par « l'acide lactique. Si la sécrétion est aussi abondante « dans l'espèce de dyspepsie à laquelle nous faisons « allusion, c'est qu'elle est exagérée par le fait d'une « excitation particulière de la membrane muqueuse « gastrique, excitation tout entière elle-même sous « l'influence du système nerveux qui préside aux « fonctions des appareils sécrétoires. » (Trousseau) (1). Nous devons ajouter qu'on a contesté que l'acide du suc gastrique fût l'acide lactique, et que certains auteurs admettent encore que c'est l'acide chlorhydrique. M. Laborde (2) ne croit pas que dans l'état actuel de la science la spécificité de l'acide soit résolue, et qu'en présence d'autorités aussi considérables que celles de Cl. Bernard, Bareswil, Berzélius, Liebig, Béclard, la question doit être réservée.

L'acidité est due aussi à des produits de fermentations anormales ; car nous avons dit que dans l'état physiologique, les différents éléments du suc gastrique étaient en proportions définies, et que dans l'état pathologique, ces éléments dont l'association normale est nécessaire à une digestion normale pouvaient subir des modifications, quant à leurs quantités ab-

(1) Leçons cliniques, loc. cit.

(2) Société de médecine et d'hygiène professionnelle. Séance du 26 mars 1879.

solue ou relative. Or nous venons de voir déjà que l'acidité était due à une production exagérée d'acide. Cette sécrétion anormale, ne permettant plus aux transformations chimiques de la masse alimentaire de s'opérer, donnera naissance à ces produits de fermentations dont nous avons parlé plus haut, et déterminera l'acidité de l'estomac.

La régurgitation acide est donc due à deux modifications particulières de l'état physiologique de l'estomac, modification dans l'activité fonctionnelle de son appareil moteur, modification dans sa sécrétion.

A l'histoire des régurgitations acides se rattache celle de la gastrorrhée. Dans la gastrorrhée on voit des individus, parfois avec l'apparence de la santé, rejeter après des efforts de vomissements un liquide aqueux, mais plus souvent visqueux, filant, transparent, semblable à de l'albumine, le plus souvent insipide; mais il peut être acide, et nous savons à quelle cause tient cette acidité. Ce symptôme gastrique fait donc encore intervenir deux facteurs dans sa production, la contraction des plans musculaires de l'estomac, en même temps bien souvent que la contraction des muscles abdominaux et du diaphragme, et une modification dans la sécrétion gastrique, en même temps qu'une exhalation abondante d'un fluide particulier à la surface de la membrane interne de l'estomac, soit que ce fluide soit une simple sécrétion muqueuse, soit qu'il soit formé de certains éléments liquides transsudant des vaisseaux. En effet, ces mêmes phénomènes qui se produisent dans l'intestin se produisent dans l'estomac, et ne sont que le premier degré en quelque sorte des exhalations sanguines donnant lieu aux hématémèses. « Les « phlegmorrhagies, les diarrhées séreuses, dit Pi- « geaux (1), des dernières périodes de l'affection des « valvules, ne sont qu'une supersécrétion de séro- « sité à la surface de la muqueuse intestinale, comme « elle s'effectue dans d'autres circonstances dans la « plèvre et le péritoine. »

Nous avons en effet recueilli un cas de ce genre à l'hôpital Necker dans le service de M. Ollivier. Nous en parlerons quand nous traiterons de l'insuffisance mitrale.

Le symptôme gastrique, connu sous le nom de pyrosis, est une sensation douloureuse et passagère d'âcreté, de brûlure dans l'estomac et remontant par une sorte de régurgitation le long de l'œsophage et dans le pharynx. Il peut se produire soit pendant la digestion, soit à l'état de vacuité de l'estomac. Nous connaissons déjà les causes qui déterminent une modification dans la sécrétion gastrique et dans la digestion des aliments.

La flatulence est due à deux causes principales. On sait que, dans l'état physiologique, une quantité relativement considérable de gaz oxygène, azote, peut s'exhaler des vaisseaux de l'estomac. Dans l'état pathologique cette quantité de gaz peut devenir énorme

(1) Traité pratique des maladies du cœur.

et déterminer une distension considérable de l'organe. A un moment donné ces gaz sont évacués par en bas et par en haut. Mais en même temps l'état dyspeptique ayant déterminé des fermentations particulières dans la masse alimentaire, des gaz fétides peuvent se dégager et se mêlanger aux premiers; ils augmentent encore la douleur épigastrique, l'anxiété du patient, et sont évacués en même temps que les premiers. Il y a donc lieu de distinguer deux sortes de flatulence, la flatulence simple et la flatulence nidoreuse.

La pesanteur à l'estomac est le premier degré de la douleur qui avertit le malade que les aliments sont arrivés dans l'estomac; elle augmente par leur séjour prolongé dans la cavité stomacale. L'exagération de l'excitabilité, l'hyperesthésie des fibres centripètes émanées de l'estomac, et la distension exagérée de l'organe donnent l'explication de ce phénomène.

Les accès de douleur intense désignés sous le nom de cardialgie, ou de crampes d'estomac, sont dues aussi à deux causes : à la contraction spasmodique de la tunique musculaire, et souvent aussi, comme le veut M. G. Sée, à une distension exagérée de l'organe, que cette distension soit due à l'accumulation des aliments ou à la présence d'une quantité trop considérable de gaz. Il est évident que les deux causes peuvent se trouver réunies chez le même sujet; la crampe se produit ou bien quand l'estomac est vide, ou bien pendant le travail de la digestion. Dans le premier cas, la crampe sera le résultat d'une hyperkinésie, d'une contraction exagérée ; mais dans le second cas il n'en est plus de même. Quand il y a spasme et douleur à la fois, les muscles qui en sont le siége cessent de remplir leurs fonctions : la crampe empêche les mains d'agir, les pieds de marcher ; les coliques qui ne sont en somme que des crampes de l'intestin arrêtent les mouvements péristaltiques de l'intestin. La crampe de l'estomac empêchera les mouvements des plans musculaires de celui-ci dans l'état de plénitude, et favorisera encore les exhalations gazeuses. Il devra donc y avoir en même temps spasme musculaire et exhalation gazeuse.

ROLE ÉTIOGIQUE DES MALADIES DU CŒUR.

Nous avons vu quel rôle jouait l'excitation du système nerveux à ses différents degrés dans le genèse des troubles de l'estomac, et nous savons aussi quelle est l'influence de la circulation, Nous savons en outre que les troubles de la circulation peuvent être d'origine purement mécanique, comme on l'observe dans les maladies vavulaires du cœur, mais qu'ils peuvent être aussi d'origine nerveuse, puisque nous avons vu que l'excitation du pneumogastrique peut provoquer des perturbations fonctionnelles du système nerveux vaso-mateur.

L'anatomie nous a montré d'autre part quelles relations existaient entre le système nerveux du cœur et le système nerveux de l'estomac. Or si les maladies du cœur produisent des troubles mécaniques de la circulation, elles peuvent aussi agir par une action nerveuse réflexe. M. Vulpian dit en effet : « Dans les affections cardiaques, il y a de plus un autre ordre de faits dont il faut tenir compte. Toutes les fois, en effet, qu'il survient de la stase sanguine, il se produit une impression particulière sur l'endocarde où viennent se terminer les nerfs auxquels MM. Ludwig et Cyon ont donné le nom de nerfs dépresseurs du cœur. Leurs extrémités sont excitées plus ou moins vivement, et comme ces nerfs vont se rendre au bulle rachidien par l'intermédiaire des pneumogastiques, les impressions sont transmises à ce centre nerveux, et de là par la moelle aux fibres nerveuses vaso-dilatatrices contenues dans le grand splanchnique. »

De son côté, Leared (1), après avoir rapporté neuf cas de sa pratique dans lesquels des lésions valvulaires ou aortiques ont déterminé des troubles de l'estomac, fait suivre son exposé des considérations suivantes : « La congestion a une influence considérable sur le pouvoir sécréteur des glandes. Or dans les cas présents, la congestion gastrique semble dépendre mécaniquement du défaut de circulation. Parfois dans les désordres du cœur nous constatons la presence de pareilles congestions dont nous trouvons la preuve dans la production des hématémèses. Mais il existe certainement d'autres modes de production de ces

(1) Lecarend. Medical Times and gazette, 1867, p. 695.

congestions. Les dimensions des capillaires de tous les organes et de l'estomac en particulier sont réglées par les vaso-moteurs. Récemment les expériences de Bernardt ont montré que la sécrétion des glandes peut être arrêtée par l'excitation des nerfs ganglionnaires desquels dépend cette sécrétion. Les connexions du plexus solaire avec les nerfs cardiaques peuvent en pareil cas être cause d'une congestion externe: de même que, réciproquement, l'estomac est si souvent une cause de troubles pour le cœur. Il est possible que soit isolément, soit conjointement, les deux causes de congestion entrent en jeu. Dans ce cas, le résultat sera une production imparfaite du suc gastrique avec une durée plus longue pour la transformation des aliments, et une douleur concomitante. »

Nous avons vu de plus avec Trousseau que l'excitation des nerfs peut avoir deux résultats différents. Elle peut être augmentée, et nous dirons avec M. Vulpian que cette augmentation de l'excitation nerveuse dans le cœur peut dépendre d'une stase sanguine, et par conséquent des maladies de l'endocarde et d'un trouble valvulaire, ou d'un travail pathologique de l'orifice des vaisseaux qui viennent se rendre au cœur ou qui en partent. Nous dirons encore avec M. Forget (1) que cette stase peut survenir dans les affections du péricarde, et à un degré extrême « donner lieu à des embolies par coagulation du sang, par suite de la

(1) Forget. Précis historique et pratique des maladies de cœur.

gène qu'apportent aux contractions du cœur les adhérences péricardiques. »

Elle peut être diminuée par suite de l'exagération prolongée de l'excitation, comme l'a prouvé Trousseau, en s'appuyant pour cela sur la théorie de Brown.

Nous avons vu quel troubles digestifs survenaient à la suite de cette diminution ou de cette augmentation de l'excitation nerveuse; et nous avons vu avec M. Vulpian et avec Leared comment ces troubles nerveux peuvent survenir à la suite des affections cardiaques.

D'un autre côté nous savons que la congestion des vaisseaux artériels, ou congestion active, et que la stase veineuse peuvent être d'origine purement mécanique. L'anatomie nous a montré que la circulation artérielle de l'estomac se faisait non-seulement directement par les artères venues du tronc cœliaque, mais indirectement par les artères diaphragmatiques, et par les œsophagiennes inférieures, branche de l'aorte thoracique, et nous avons vu quelles anastomoses les unissaient aux œsophagiennes inférieures fournies par la coronaire stomachique. Nous y reviendrons quand nous parlerons des embolies. L'anatomie nous a encore montré que la stase veineuse pouvait aussi survenir indirectement par l'intermédiaire de la veine porte, des veines sus-hépatiques, et de la veine cave; directement par les veines œsophagiennes inférieures et diaphragmatiques qui s'abouchent dans la veine cave. Nous avons enfin ajouté que le système de la veine porte était lui-même en rapport avec le système veineux général par les veines hémorrhoïdales moyennes qui communiquent avec les branches de l'hypogastrique.

On voit donc, en somme, que de nombreuses connexions unissent tant le système artériel que le système veineux à l'appareil central de la circulation.

Reste à déterminer quelle est la part du cœur dans les troubles fonctionnels du système vasculaire périphérique, et quelle est son action dans la production des différents phénomènes morbides de l'estomac que nous avons étudiés précédemment.

M. Potain (1) dit: « Transmis à la périphérie du système vasculaire, et affectant à des degrés divers les différents organes, les effets mécaniques des lésions d'orifices, provoquent des troubles fonctionnels divers qui constituent les symptômes généraux des maladies organiques du cœur. Si variés qu'ils puissent être, ces symptômes dérivent presque exclusivement de l'insuffisance de la circulation ou des stases sanguines et de leurs conséquences. L'espèce et surtout le siége des lésions d'orifices ne laissent pas que d'avoir quelque influence sur le caractère que ces symptômes affectent. Quand la lésion porte sur le côté artériel du cœur, c'est l'ischémie qui se produit d'abord, et domine toujours, quand, sur le côté veineux, c'est au contraire la stase et la congestion. »

En effet, le cœur est composé de deux parties essentielles, dont la description anatomique peut être faite séparément : ce sont le cœur droit et le cœur gauche.

(1) M. Potain. Dictionnaire encyclopédique des sciences médicales, p. 504.

Toutes les deux sont formées de deux loges ou cavités les oreillettes et les ventricules. L'oreillette droits communique avec le ventricule droit par l'orifice auriculo-ventriculaire correspondant ; l'oreillette gauche communique avec le ventricule gauche par l'orifice auriculo-ventriculaire gauche. Ces deux orifices sont munis de valvules, les valules tricuspides et les valvules mitrales, qui sont destinées à régler le passage du sang des oreillettes dans les ventricules pendant la contraction des oreillettes, et à empêcher le reflux du sang des ventricules dans les oreillettes pendant la systole ventriculaire.

L'oreillette droite reçoit le sang veneux de l'organisme entier, et spécialement de l'estomac comme nous l'avons montré, par la veine cave inférieure. L'orifice de celle-ci est pourvu d'une valvule, la valvule d'Eustachi ; mais cette valvule n'obture que très-imcomplétement l'orifice du vaisseau , et cette disposition permet, en quelque sorte, le reflux d'une partie du sang de l'oreillette dans le veine cave inférieure par la contraction de l'oreillette, ce qui ajoute encore aux causes de stase dans le système veineux général. L'oreillette droite reçoit encore la veine cave supérieure et par l'entremise de celle-ci le canal thoracique; son orifice est dépourvu de valvules.

Le sang ainsi reçu par l'oreillette droite, est chassé par la contraction de celle-ci dans le ventricule à travers l'orifice tricuspide. Les valvules dont cet orifice est muni se ferment alors par suite de la pression du sang que la contraction du ventricule tend à chasser à travers celui-ci et par l'orifice de l'artère pulmonaire. Ce dernier est muni de valvules, les valvules sigmoïdes.

Le sang veineux ainsi chassé du ventricule droit dans l'artère pulmonaire est distribué au poumon où il est hématosé, et ramené ensuite à l'oreillette gauche par les quatre veines pulmonaires, et l'orifice de ces veines est dépourvu de valvules, ce qui favorise singulièrement le reflux du sang pendant la systole de l'oreillette au moins dans certaines lésions du cœur gauche. Ce sang artériel est alors chassé par la contraction de l'oreillette qui l'a reçu, à travers l'orifice auriculo-ventriculaire gauche pour pénétrer dans le ventricule. Celui-ci se contractant, tend à chasser le sang, et par l'orifice auriculo-ventriculaire, et par l'orifice de l'artère aorte. Mais les valvules mitrales viennent obturer l'orifice de l'oreillette, les valvules sigmoïdes s'abaissent et livrent passage à l'ondée sanguine dans l'artère aorte.

Nous ajouterons que l'ondée sanguine, ainsi projetée dans les artères, les distend considérablement ; leurs parois élastiques reviennent alors sur elles-mêmes, pour transformer en courant continu le courant de l'ondée sanguine lancée par les mouvements intermittents du cœur. Si les valvules ne fermaient complètement l'orifice des vaisseaux, une partie du sang refluerait dans les ventricules. C'est en effet ce qui se passe dans certaines lésions de l'un et de l'autre cœur.

Rétrecissement de l'orifice auriculo-ventriculaire droit :

La rareté des maladies primitives du cœur droit fait que, pour expliquer les troubles consécutifs au rétrécissement tricuspidien, on ne peut guère raisonner que théoriquement. M. Duroziez (1) cite bien un cas de rétrécissement de l'orifice auriculo-ventriculaire droit, semblant s'être produit à la suite d'une endocardite primitive du cœur droit, mais on n'a pas de données complètes sur lesquelles on puisse s'appuyer pour démontrer cliniquement les troubles digestifs consécutifs à cette lésion. Ce n'est donc que théoriquement que nous nous rendrons compte des désordres amenés dans la circulation. Le passage du sang de l'oreillette droite dans le ventricule étant entravé et plus ou moins retardé, il s'ensuit une stagnation sanguine dans l'oreillette, et par suite un retard de l'écoulement de la colonne sanguine des veines caves dans l'oreillette, retard de l'écoulement de la lymphe du canal thoracique, et en même temps reflux dans les veines caves d'une partie du sang contenu dans l'oreillette, par la contraction même de celle-ci; l'orifice de la veine cave supérieure n'étant pas pourvu de valvules, et l'orifice de la veine cave inférieure n'ayant qu'une valvule imparfaite. On comprend dès lors que l'ondée sanguine ne trouvant plus une issue suffisante, celle-ci subit un arrêt d'écoulement, et amène l'engorgement de tout le système veineux général, capillaire et lymphatique; d'où stase sanguine dans les veines hépatiques, stase dans les veines hypogastriques, dans les veines hémorrhoïdales moyennes, et par ces trois dernières dans

(1) M. Duroziez. Gazette des hôpitaux, 1868.

la veine porte ; stase sanguine dans les veines œsophagiennes inférieures et diaphragmatiques ; stase dans les lymphatiques et les chylifères de l'estomac.

Comme conséquence on verra se produire de bonne heures tous les troubles dyspeptiques dont nous avons parlé.

De plus, cette stase même dans l'oreillette et les troubles consécutifs au travail pathologique dont les valvules ou l'orifice sont le siége, produisant une excitation anormale des filets nerveux, amèneront par les nerfs de Cyon et les filets nerveux de l'endocarde, et du tissu même du cœur, la dilatation de tous les vaisseaux de l'estomac, par l'entremise du bulbe et des vaso-moteurs, et favoriseront encore la stase sanguine au début même de la maladie, et alors aussi que les lésions seront plus avancées : en outre l'état dyspeptique qui en résultera amènera un état d'asthénie particulière, par suite de la réplétion et de la distension exagérée de l'estomac par la production anormale des gaz, et par suite de la présence prolongée des aliments dans l'estomac, jusqu'à ce qu'une excitation plus vive des filets nerveux, soit dans le cœur, soit dans l'estomac par une cause quelconque et accidentelle, vienne déterminer une hyperkinésie des fibres musculaires de l'estomac, et consécutivement les régurgitations, et, à un degré plus avancé, les vomissements et les hématémèses.

Mais en même temps le ventricule droit incomplètement rempli, par suite du rétrécissement, et aussi de l'asystolie de l'oreillette droite qui s'est produite d'emblée, ce ventricule ne peut envoyer aux poumons qu'une quantité de sang insuffisante, et tandisque d'une part la pression sanguine s'élève dans le système veineux, d'autre part le cœur gauche ne recevant plus une quantité de sang hématosé suffisante, la pression sanguine s'abaissera dans le système artériel. De sorte que, si, d'un côté la pression sanguine est exagérée dans les veines et les lymphatiques de 'estomac, d'un autre côté, les vaisseaux artériels ne recevront plus une quantité de sang hématosé suffisante à la nutrition, à la réparation, et aux produits de sécrétion de l'organe. L'absorption ne pourra plus se faire sur les parties absorbables de la digestion ; les modifications de la sécrétion, que nous avons expliquées, détermineront le séjour prolongé des aliments dans l'estomac; d'où, fermentations, tympanisme, flatulence, régurgitations acides, vomissements, et à un degré plus avancé, des hématémèses, par le mécanisme que nous expliquerons ultérieurement : tous phénomènes consécutifs à la stase sanguine.

Insuffisance de la valvule tricuspide : L'insuffisance de la valvule tricuspide, quoique ne se montrant pas non plus, au moins en général, primitivement, est cependant plus fréquente que le rétrécissement de l'orifice auriculo-ventriculaire droit. Stokes rapporte un cas publié par Todd, dans lequel consécutivement à la rupture d'une des valves de la tricuspide se déclarèrent des hématémèses.

Nous rapporterons textuellement cette observation quand nous parlerons des hématémèses.

Nous pouvons dès maintenant dire que le phénomène initial, auquel ces hématémèses ont succédé, était une stase veineuse considérable.

En effet, la valvule tricuspide n'obturant plus qu'incomplètement l'orifice auriculo-ventriculaire, l'ondée sanguine sera projetée par la systole ventriculaire en partie dans l'artère pulmonaire, en partie dans l'oreillette à l'état de diastole. L'orifice de la veine cave inférieure n'étant pourvu que d'une valvule incomplète, celle-ci subira directement le contrecoup de l'ondée rétrograde lancée par le ventricule, et ne pourra plus en même temps écouler dans l'oreillette le sang qu'elle est chargée d'y ramener. Le même phénomène se produira dans la veine cave supérieure, et consécutivement dans le canal thoracique.

Dans ce cas encore, il y a donc là une double cause de stase, à laquelle viennent s'ajouter, comme dans le cas précédent, l'adhérence de la veine cave inférieure au trèfle aponévrotique du diaphragme, la dilatation exagérée de son ampoule, la béance des veines hépatiques, et aussi la déclivité de l'orifice auriculaire de la veine cave inférieure.

Les conséquences de ce reflux portent donc encore tout spécialement sur la circulation hépatique, par son intermédiaire sur la circulation des veines et des capillaires de l'estomac ; sur le canal thoracique ; sur la circulation de la veine cave inférieure et directement encore sur la circulation de l'estomac par les diaphragmatiques, les œsophagiennes inférieures, les hémorrhoïdales.

Mais là encore, de même que dans le cas de rétrécissement auriculo-ventriculaire droit, et pour les mêmes causes, vient s'ajouter l'insuffisance de la circulation artérielle avec les mêmes conséquences.

Enfin le processus inflammatoire, et le travail pathologique dont l'orifice ou les valvules sont le siége, et le reflux du sang dans l'oreillette, auront une action spéciale sur les filets nerveux, et détermineront les mêmes troubles que précédemment et par le même mécanisme.

Sous l'influence de ces causes, l'estomac cesse de remplir ses fonctions, les malades perdent l'appétit, ont du dégoût pour les aliments; leurs digestions sont lentes et pénibles; ils sont tourmentés par des nausées, ou tout au moins par une sensation de douleur et de pesanteur épigastrique. Ces accidents sont, sans aucun doute, la conséquence d'une hyperémie veineuse portée à l'excès, et par suite, d'une altération de sécrétion. Enfin, à un degré plus avancé, ce seront encore de la gastrorrhée, des régurgitations acides, des vomissements et des hématémèses.

Rétrécissement et insuffisance pulmonaire. — Etant donnée la rareté des troubles de l'orifice pulmonaire, nous décrirons ensemble le rétrécissement et l'insuffisance.

L'insuffisance des valvules pulmonaires ne se produit presque jamais seule et elle s'accompagne presque toujours d'un rétrécissement; d'ailleurs elle ne donne pas lieu à des troubles digestifs bien marqués (Potain) (1). Les seuls troubles appréciables sont du côté du cœur où elle détermine l'hypertrophie du ventricule droit, et du côté du poumon, où elle produit des altérations secondaires.

Il n'en est plus tout à fait de même pour le rétrécissement de l'orifice pulmonaire, quoique ses conséquences soient surtout appréciables aussi dans le cœur et dans le poumon. Un obstacle est placé à l'origine de la petite circulation ; il en résulte que l'ondée sanguine lancée dans le poumon est insuffisante; de là une anémie relative du poumon qui ne reçoit plus sa quantité de sang habituelle. Mais en même temps le ventricule droit se dilate, par suite de l'excès de la pression sanguine intraventriculaire. Il arrivera un instant où la valvule tricuspide ne fermera plus qu'incomplètement l'orifice auriculo-ventriculaire, et permettra le reflux du sang dans l'oreillette et dans les vaisseaux veineux périphériques. A ce moment se produiront tous les symptômes dyspeptiques liés à la stase veineuse que nous avons dit exister dans l'insuffisance tricuspidienne et par le même mécanisme encore que dans celle-ci, tous les phénomènes digestifs d'ordre nerveux liés à cette lésion. Mais on voit, en somme, que ce n'est que tardivement que se produiront les symptômes dyspeptiques liés à la stase mécanique dans le système veineux général.

(1) Potain, loc. cit.

Rétrécissement mitral. — Les troubles gastriques observés à la suite d'un rétrécissement mitral, de même qu'à la suite d'une insuffisance, offrent une interprétation plus facile que viennent corroborer les observations cliniques qu'on a pu faire.

Il est bien certain que les phénomènes mécaniques qui résultent du rétrécissement mitral sont de deux ordres : Un obstacle est placé au-devant de l'oreillette, et le sang est gêné dans son passage de l'oreillette dans le ventricule. Le ventricule, ne recevant plus une quantité de sang suffisante, se contracte pour ainsi dire à vide, et ne projette dans l'aorte qu'une colonne sanguine insignifiante. Le phénomène initial qui se produira dans tout le réseau des vaisseaux artériels sera une diminution de tension, et par suite une ischémie plus ou moins considérable suivant la nature du rétrécissement ; et cette ischémie amènera les troubles gastriques que nous avons mentionnés, c'est-à-dire une diminution et une altération de sécrétion, par conséquent de l'anorexie, et des douleurs gastralgiques après les repas. De plus, l'excitation des filets nerveux intra-cardiaques amènera un spasme des fibres musculaires de l'estomac, une crampe, et par suite du dégagement des produits gazeux et de la présence des aliments surviendront des nausées et de la flatulence. Ce dernier phénomène reconnaît encore un autre mode de production.

Comme conséquence immédiate de la gêne apportée au passage du sang de l'oreillette dans le ventricule, on observera bientôt une dilatation passive de cette oreillette, et avec la distension auriculaire, la gêne de la colonne sanguine qui revient du poumon par les veines pulmonaires, et le reflux du sang dans celles-ci. De proche en proche, l'engouement gagne les capillaires du poumon, ce qui crée un obstacle permanent au passage du sang du ventricule droit dans l'artère pulmonaire. Ainsi la conséquence secondaire de la dilatation de l'oreillette gauche est la dilatation du ventricule droit, et, par conséquent, une insuffisance tricuspidienne; dans le cas où le ventricule droit serait simplement hypertrophié, la stase du sang dans le ventricule, favorisant un processus inflammatoire, un travail pathologique des valvules et de l'orifice déterminera un rétrécissement.

Or dans l'un et l'autre cas, retrécissement ou insuffisance de l'orifice auriculo-ventriculaire droit, nous savons qu'une stase veineuse considérable se produit dans tout le système veineux périphérique. Nous savons de plus quels troubles dyspeptiques résulteront encore de l'excitation des filets nerveux intra-cardiaques.

On voit donc que dans le rétrécissement de l'orifice mitral les premiers symptômes gastriques qui se manifesteront seront des symptômes gastralgiques, et que les phénomènes dyspeptiques ne se montreront que plus tard.

Insuffisance mitrale. — Les mêmes phénomènes que nous venons d'étudier dans le cas de rétrécissement, se présenteront dans l'insuffisance mitrale. Nous en rapportons une observation que nous avons prise à l'hôpital Necker dans le service de notre excellent maître, le Dr Ollivier.

OBSERVATION.

P..., âgé de 60 ans, entre à l'hôpital le 19 mars 1879. A l'âge de 16 ans il avait eu une attaque de rhumatisme généralisé pour laquelle il était entré à l'hôpital Saint-Louis. Il n'y eut pas de complications cardiaques.

Depuis il a habité pendant deux ans, jusqu'en 1869, un logement froid et humide, et pendant longtemps jusqu'en 1878 il a travaillé dans les tours Notre-Dame exposé au froid et à la fatigue.

L'affection actuelle semble donc remonter à un an.

Au mois de novembre dernier il entre à l'hôpital Necker.

Il avait des palpitations violentes, de la dyspnée, toussait depuis un mois déjà ; les crachats n'étaient pas sanguinolents.

En même temps se montrèrent l'anorexie, des crampes d'estomac, de la pesanteur épigastrique après les repas, avec cette sensation de barre caractéristique. Il n'y avait ni vomissements, ni diarrhée.

Il y avait de l'œdème aux membres inférieurs avec quelques taches de purpura. Les extrémités des membres supérieurs étaient froides et cyanosées.

L'auscultation du poumon fait diagnostiquer de la congestion œdémateuse en même temps que des noyaux d'apoplexie.

Les battements du cœur sont sourds, précipités, irréguliers; le pouls est filiforme, intermittent irrégulier, difficile à compter.

Les vésicatoires qu'on applique à la région précordiale, le régime lacté, la médication diurétique (digitale) n'amènent pas d'amélioration bien sensible. Toutefois l'état du malade ne s'est pas aggravé ; l'œdème des jambes n'a pas augmenté, et quoique les troubles gastriques aient persisté, le pouls est devenu plus régulier, le facies meilleur. Il sort de l'hôpital le 19 février.

Un mois après, le 19 mars, ce malade rentre à l'hôpital. La dyspnée, l'étouffement, les douleurs gastriques sont telles qu'il ne peut ptus continuer ses travaux.

Les battements du cœur sont tumultueux, précipités, irréguliers, sans cesse masqués par un bruit de frottement respiratoire qui rend l'auscultation du cœur difficile. Cependant on peut découvrir un souffle mitral et peut-être tricuspidien. Le pouls est filiforme, irrégulier, intermittent, et ne peut être compté. Pouls veineux à droite seulement.

L'auscultation de la poitrine fait découvrir des râles d'œdème pulmonaire comprenant toute la hauteur du poumon gauche.

Facies subictérique. Les ailes du nez ne sont pas particulièrement cyanosées. L'émaciation est considérable. La jambe droite seule offre quelques varicosités, et quelques taches de purpura.

La même douleur épigastrique persiste ; le malade éprouve une sensation de barre, de constriction plus marquée après les repas, avec un point dorsal répondant à la 1re et à la 2e lombaire. Le malade n'a pas d'appétit, l'anorexie est complète, et après les repas surviennent de la flatulence, un tympanisme considérable, finalement des vomissements alimentaires. Il n'y a ni coliques, ni diarrhée, ni constipation, mais les selles sont irrégulières. Le malade ne dort pas ; il est tourmenté par des rêves et des étourdissements continuels ; il est en proie à une agitation extrême.

Cet état persiste jusqu'au 22 mars. A cette époque le purpura envahit tout le corps. En même temps survient une gastrorrhée abondante.

Il meurt le 23 mars.

Autopsie : L'autopsie montre une péricardite sèche des deux faces qui sont unies sur toute leur surface. L'hypertrophie et la dilatation cardiaques sont apparentes quoique la pointe corresponde au cinquième espace intercostal.

L'orifice aortique et les valvules sigmoïdes sont sains. A l'orifice mitral, le bord libre de la valvule est considérablement épaissi, crétacé. Dans l'oreillette droite, on trouve un caillot long, adhérant par des filaments, difficile à enlever et à détacher des parois manifestement décolorées. La tricuspide offre un léger épaississement des bords libres.

Les vaisseaux de l'estomac sont manifestement gorgés desang et comme variqueux.

On voit donc dans cette observation que lestroubles gastriques, qui se sont montrés les premiers et qui ont dominé jusqu'à la mort, furent des symptômes gastralgiques, et que les phénomènes dyspeptiques ne se sont montrés qu'à la période ultime.

En effet, lorsque le sang, au lieu de passer en totalité par l'aorte, à chaque systole ventriculaire, reflue en partie dans l'oreillette gauche, par l'orifice auriculo-ventriculaire incomplétement fermé, l'ondée sanguine lancée dans l'aorte n'aura plus son degré de tension normale, et par suite la tension sera ainsi abaissée dans tout le système artériel et dans les capillaires de l'estomac; il en résultera donc une anémie générale de toutes les parties de l'estomac.

Consécutivement, on observera une asthénie générale de l'organe, une diminution et une altération de sécrétion, et comme conséquence directe, de l'inappétence, des douleurs gastralgiques après les repas, des renvois, de la flatulence. Mais l'excitation des filets nerveux intra-cardiaques déterminera des mouvements exagérés des tuniques musculaires, et des crampes auxquels viendront s'ajouter la distension gazeuse mécanique de l'estomac. Ici encore le système nerveux agira de deux façons, par diminution d'excitabilité, par suite de l'exagération même de l'excitation intra-cardiaque, et par augmentation, soit que cette augmentation vienne d'un surcroît d'activité du travail pathologique du cœur, soit qu'elle résulte d'une excitation réflexe des filets terminaux intra-stomacaux.

Mais les troubles ne se borneront pas à une ischémie ; car comme conséquence immédiate du reflux du sang dans l'oreillette, on observera bientôt une dilatation de celle-ci, et l'engorgement des vaisseaux pulmonaires, d'où stase sanguine dans le ventricule droit. Celui-ci, à son tour, s'hypertrophie et détermine par suite une insuffisance de la valvule tricuspide. Nous savons déjà que celle-ci détermine une stase veineuse considérable dans tout le système veineux périphérique, et nous avons vu aussi quels accidents dyspeptiques elle déterminait.

C'est en effet ce qui s'est produit chez notre malade. L'autopsie a démontré que le bord libre de la valvule mitrale était considérablement épaissi, crétacé, tandis que le bord des valves de la tricuspide ne présentait qu'un léger épaississement. Celui-ci était donc consécutif aux lésions mitrales.

Enfin l'excitation nerveuse devra être considérable et on observera des troubles divers suivant qu'elle sera diminuée ou augmentée ; dans le premier cas, ce sera une certaine asthénie de l'estomac, tant musculaire que sécrétoire ; dans le second cas, elle déterminera une hyperkinésie qui amènera les régurgitations et les vomissements.

On voit donc, en résumé, que théoriquement aussi bien que pratiquement, on est conduit à admettre que dans le cas d'insuffisance mitrale, ce sont les phénomènes gastralgiques qui prédominent en même temps que l'ischémie, même à une époque où des lésions secondaires se sont produites dans le cœur droit, à plus forte raison quand celui-ci est encore indemne.

Les premiers phénomènes gastriques qu'ait éprouvé notre malade sont en effet des phénomènes de gastralgie, crampes, nausées, etc. Ce n'est que plus tard que les phénomènes dyspeptiques ont apparu. En même temps les extrémités des membres supérieurs sont devenues froides et cyanosées, ce qui indique que la circulation artérielle ne s'y faisait plus d'une façon suffisante, et que d'autre part l'obstacle à la circulation veineuse devrait être considérable. A la dernière période de la maladie, la jambe droite offrait des varicosités, et non-seulement sur les jambes, mais sur les membres supérieurs, sur la face et sur le tronc on voyait des taches de purpura, ecchymoses produites soit par la rupture des vaisseaux veineux, soit par la transsudation sanguine au travers de leurs parois. L'œdème pulmonaire est encore une preuve de congestion, et la gastrorrhée qu'on a observée deux jours avant la mort en même temps que l'apparition des nombreuses taches de purpura, était évidemment liée à une traussudation des vaisseaux veineux de l'estomac, en même temps qu'à une sécrétion anormale de la muqueuse stomacale.

Rétrécissement et insuffisance aortiques. Le rétrécissement et l'insuffisance aortique retentissent d'une façon bien plus directe sur la circulation aortique, que les affections mitrales, et si d'une part les phénomènes dyspeptiques s'observent encore comme conséquence de la stase sanguine, d'autre part, ils ne se montrent qu'à une période ultime ; les symptômes gastralgiques sont les premiers en date, et de tous les plus accentués, comme conséquence de l'ischémie du système artériel.

Nous en rapportons en effet une observation prise dans le service de M. Ollivier.

OBSERVATION.

D..., âgée de 49 ans, couturière, entre le 3 janvier 1879 à l'hôpital Necker.

Réglée à 19 ans, mariée à 21 ans. — A 20 ans elle a une première attaque de rhumatisme aigu généralisé ; elle ne garde rien de cette attaque, ni sensibilité des jointures, ni essoufflement.

Elle a eu cinq accouchements, le dernier au mois d'octobre 1878.

Le lendemain même de ses dernières couches, elle commence à éprouver des douleurs dans les genoux et les articulations des membres supérieurs, douleurs qui s'accompagnent de rougeur et de tuméfaction. En même temps se déclare une pleurésie double. Elle entre pour cette affection dans le service de M. le Dr Blachez où elle reste deux mois. On auscultait le cœur chaque jour, et on plaça des vésicatoires à la région précordiale.

Elle sort de l'hôpital le 24 décembre.

Les douleurs, les palpitations, les crampes d'estomac, l'angoisse épigastrique la forcent à rentrer à l'hôpital le 3 janvie 1879.

Elle ne peut prendre aucune nourriture ; les vomissements

ont lieu peu de temps après les repas. La nuit, elle est en proie à une dyspnée violente ; le matin la face est pâle, la respiration anxieuse ; elle éprouve une sensation de poids et de constriction fort pénible à la région du cœur. Il n'y a pas d'œdème aux membres inférieurs.

L'auscultation ne fait découvrir, ni œdème, ni congestion pulmonaire, et l'état du cœur semble être la cause unique de cette dyspnée anxieuse.

A l'auscultation du cœur on trouve un double souffle à la base dévoilant un rétrécissement et une insuffisance aortique. Déviation de la pointe en bas et à gauche. Ce souffle s'étend aux artères du cou. Le rhythme des battements du cœur est tout spécial. Il s'arrête régulièrement toutes les trois révolutions pendant un instant. Parfois ce sont quatre ou cinq révolutions qui se suivent, et la pause se produit. La respiration est régulière et ne produit rien de semblable dans son rhythme.

L'application d'un vésicatoire à la région précordiale semble avoir déterminé un grand soulagement. La malade se trouve beaucoup mieux, et le rhythme cardiaque est des plus réguliers. Les vomissements ont à peu près cessé, et les crises de gastralgie sont très-diminuées.

Le 21 février, la malade accuse une vive douleur au niveau de la pointe du cœur. On entend à la base, et on sent à la palpation un frottement intercalé dans le petit silence. Le pouls est régulier. On met un nouveau vésicatoire.

La malade présente à cette époque des phénomènes nerveux remarquables. Déjà dans sa jeunesse, elle avait éprouvé de 15 à 20 ans des attaques convulsives sans perte de connaissance. Plus tard, alors qu'elle avait sa pleurésie, elle était sujette à des accès d'étouffement terminés par des attaques de délire.

Maintenant, elle éprouve tout à coup une constriction pénible sous le sein gauche, remontant vers le cou, et s'accompagnant d'une angoisse extrêmement pénible ; puis ses membres se roidissent d'une façon convulsive, ses traits se crispent, et elle commence à divaguer. L'accès se termine par un état soporeux qui dure une heure. Le lendemain 22 février, les mêmes phénomènes se montrent et dans le même ordre, mais l'accès est moins intense, et il n'y a ni contractures, ni hallucinations.

Le 25 février la malade se trouve fort bien; les battements du cœur sont réguliers, elle n'a pas eu de crise, et les phénomènes gastriques ont disparu. Cet état dure jusqu'au 8 mars. Elle éprouve alors des crampes d'estomac violentes, mais cette crise de gastralgie passagère se calme par le repos.

Enfin elle sort de l'hôpital paraissant guérie.

L'examen de cette malade nous montre que les phénomènes gastriques dont elle a été atteinte, sont simplement des phénomènes de gastralgie. En effet les seuls symptômes ont été de l'inappétence, des crampes, des douleurs épigastriques après les repas et des vomissements alimentaires. Si les vomissements alimentaires sont liés à la dyspepsie, nous savons aussi qu'ils sont des phénomènes de gastralgie, car ils résultent simplement d'une hyperkinésie, soit que cette hyperkinésie soit déterminée par une excitation excessive des filets intra-cardiaques, soit qu'elle résulte de l'ingestion des aliments, et de l'excitation réflexe des filets nerveux qui se distribuent à l'estomac Quant aux phénomènes qui résultent directement de l'état delacirculation, ils sont encore desphénomènes de gastralgie, conséquence directe de l'ischémie.

En effet dans le rétrécissement le mécanisme est le suivant : un obstacle placé à l'origine de l'aorte s'oppose au passage du sang du ventricule dans l'aorte ; la quatité de sang reçue de la sorte par le réseau artériel devient insuffisante, et une ischémie plus ou moins considérable en est le résultat direct, selon le degré du rétrécissement.

Ici encore des phénomènes de stase pourront se

produire, mais beaucoup plus tard que dans le cas précédent.

En effet le ventricule gauche ayant devant lui un obstacle s'hypertrophie peu à peu ; et cette hypertrophie lútte contre lui pendant un certain temps, et établit ainsi une sorte de compensation. Mais par suite des progrès de la maladie, la puissance du ventricule devient insuffisante, il se laisse peu à peu distendre, et à l'hypertrophie s'ajoute la dilatation ; et alors, il n'envoie dans l'aorte qu'une partie de son contenu, et sa dilatation sera d'autant plus considérable, qu'il recevra encore une surchage de sang venant de l'oreillette. De cette évacuation imparfaite du ventricule, et de l'exagération de la pression pendant la systole, résulte, d'autre part, l'hypertrophie de l'oreillette, celle-ci ayant à lutter contre la résistance que lui oppose l'accumulation du sang dans le ventricule. Comme conséquence on observera un engorgement des veines pulmonaires, et des phénomènes consécutifs de stase dans le cœur droit, hypertrophie et dilatation du ventricule et de l'oreillette droits. On voit donc en résumé que la stase veineuse ne pourra se produire qu'à une période ultérieure de la maladie, puisdque l'affection cardiaque aura à parcourir quatre stade avant que la stase puisse être déterminée : dilatation de l'oreillette gauche, engorgement des veines pulmonaires, et par elles, dilatation du ventricule droit, dilatation de l'oreillette droite, et enfin stase veineuse consécutive. « Ce qui est particulier au rétrécissement aortique, dit M. Potain, c'est que pendant très-longtemps, tout le travail de compensation porte exclusivement sur le ventricule gauche, et, même après que son énergie a commencé à fléchir, c'est encore l'oreillette gauche qui s'hypertrophie pour compenser la lésion. Le cœur droit reste ainsi, pendant des mois et des années, complétement indemne de toute altération. » (1)

L'ischémie et par conséquent les symptômes gastralgiques sont donc les seuls que doivent présenter les malades pendant une longue période.

Dans l'insuffisance, par le fait de l'inocclusion des valvules sigmoïdes, le sang après chaque systole ventriculaire, rentre en partie dans le ventricule. De ce reflux du sang, résulte encore une ischémie de tout le réseau artériel, mais en même temps des oscillations de pression considérables. Il en résulte que l'artère ne trouve plus à son action un point d'appui suffisant, et qu'elle ne produit qu'une progression de sang insuffisante, puisqu'elle en fait refluer une partie dans le ventricule ; elle ne parvient donc plus à transformer en mouvement continu, le mouvement intermittent imprimé à la colonne sanguine par le cœur. Il en résulte que dans toutes les branches du système artériel, la pression s'abaisse et diminue dans tout le réseau capillaire.

En même temps, le ventricule recevant une quantité de sang inaccoutumée, se dilate d'abord, et s'hypertrophie ensuite, pour lutter contre l'excès de pres-

(1) Dictionnaire encyclopédique des sciences médicales, loc. cit.

sion déterminée dans sa cavité et par l'ondée sanguine venue de l'oreillette, et par le reflux du sang de l'aorte. Mais dans ce cas, comme dans le cas de rétrécissement aortique, et par le même mécanisme, le cœur droit ne sera affecté que beaucoup plus tard, et les seuls phénomènes du côté du système circulatoire périphérique, seront de l'ischémie avec les symptômes gastralgiques qui en sont la conséquence. On en trouve du reste la preuve dans l'observation clinique, et dans ce fait que les phénomènes gastriques sont considérablement exagérés par la marche, et au contraire très-amendés, peuvent même disparaître presque complétement par le repos. Les malades au repos sont calmes et n'éprouvent souvent aucun malaise.

En résumé donc les phénomènes gastralgiques sont les seuls qu'on observe dans l'insuffisance et dans le rétrécissement aortiques, au moins pendant une très-longue période de temps. On peut dire aussi que parfois, dans certaines circonstances spéciales, ce sont les seuls symptômes qu'on puisse observer.

Leared (1) cite en effet neuf cas de sa propre pratique, et une de celle Broadbent où les seuls troubles observés furent des phénomènes gastriques. Plusieurs furent vérifiés par l'autopsie : nous les rapportons actuellement.

(1) Leared. Times and Gazette médical, 1867. *Loc. cit.*

Obs. I. Un conducteur d'omnibus de 60 ans environ, d'habitudes sobres, vint me consulter à l'infirmerie royale pour des troubles d'estomac. Il se plaignait amèrement de grandes douleurs épigastriques après les repas; douleurs que le traitement amoindrit, mais ne fit pas disparaître.

Le cœur ne fut pas examiné, car jamais il n'eut rien à rapporter de ce côté.

Il tomba un jour de son siége, et expira avant de pouvoir être transporté à l'hôpital St-Bartholomew.

A l'autopsie, à laquelle j'assistais, l'estomac semble normal, l'orifice aortique était partiellement obturé par des dépôts athéromateux, la valvule était très-insuffisante (incompetent).

Obs. II. En mars 1863, je fus consulté par un gentleman polonais pour des troubles graves d'estomac, après le repas, et qui existaient depuis des années.

Le docteur Todd crut qu'elles étaient dues à un ulcère de l'estomac. Ce malade fut très-affecté par un appel aux armes fait en Pologne. Outre les douleurs d'estomac, il a des aigreurs, mais sans flatulence, et une constipation opiniâtre.

Deux souffles doux ont remplacé les deux bruits du cœur à la base.

Les battements du cœur sont intermittents. Il ne se plaint cependant nullement du cœur, et quand on le questionne à ce sujet, il assure qu'il n'en a jamais souffert.

Des battements artériels visibles ont réveillé son attention depuis deux ans.

Je n'ai pas revu le sujet, mais trois mois après j'ai lu sa mort dans « le Times ».

Obs. III. Au mois de janvier dernier, un homme de 45 ans, vint me consulter à l'infirmerie royale, pour des troubles d'estomac avec une douleur épigastrique extrême; il ne se plaignait pas d'autre chose, et m'affirma que la douleur était considérablement augmentée par l'ingestion des aliments. Je ne vis ce malade que quelquefois, mais il éprouva une grande amélioraon par l'usage du manganèse. L'affection apparaissait si manifestement gastrique, que, en observant avec la plus scrupuleuse attention le cœur toutes les fois qu'une douleur épigastrique grave se manifestait, il n'y eut pas lieu de songer à un trouble cardiaque. Le sujet mourut subitement, et à l'autopsie on trouva les lésions suivantes : Le ventricule gauche est dilaté, tandis que la valvule mitrale est saine. La valvule aortique est suffisante (competent) et saine en apparence; mais derrière ses attaches, l'aorte est dilatée en une poche énorme intéressant la crosse entière, et une partie de l'aorte descendante, sur une longueur de 10 pouces. Ce grand anévrysme que j'ai montré à la Société de pathologie intéressait toutes les branches artérielles, et avait cette particularité, au point correspondant à l'artère sous-clavière gauche, d'offrir l'aspect d'un verre de montre. La mort provint de la rupture du sac et de l'hémorrhagie dans le médiastin postérieur. La femme du patient m'a assuré que, malgré sa maladie de plusieurs mois, il ne s'était jamais plaint que de l'estomac.

Dans tous les autres cas, les troubles d'estomac, accrus par l'ingestion des aliments furent le signe prédominant, et reconnurent aussi pour cause une maladie du cœur, soit qu'ils aient été le résultat d'une action réflexe du cœur, soit qu'ils aient été la conséquence des troubles de sécrétion, et du défaut de digestion du bol alimentaire, phénomènes pouvant dépendre encore des troubles cardiaques.

Enfin nous devons dire aussi quelques mots de certains cas où toutes les lésions précédemment décrites se trouvent réunies chez le même sujet. Si, dans ces cas, il n'est pas facile de discerner la part qui revient au cœur gauche ou au cœur droit, on pourra encore prendre, comme base de diagnostic, ce fait que tel ou tel symptôme gastralgique ou dyspeptique doit prédominer, suivant que telle ou telle lésion du cœur est plus avancée dans son évolution.

DES HÉMATÉMÈSES.

Dans le cours de l'étude que nous venons de faire des différents phénomènes morbides dont l'estomac pouvait être le siége, consécutivement aux lésions du cœur, soit aux lésions des orifices, soit aux lésions des valvules, nous avons parlé à diverses reprises de la production possible d'hématémèses. Nous allons voir comment théoriquement, expérimentalement, et dans quelques cas cliniquement, on est arrivé à démontrer quel était le mode de production de celles-ci.

Chez les malades morts d'hématémèses, ou morts de maladies du cœur à la suite desquelles des hématémèses se sont produites, on ne trouve le plus souvent à l'autopsie aucune lésion spéciale de la muqueuse de l'estomac.

Celui-ci contient encore une certaine quantité de sang fluide ou en caillots, et dans ce cas il est brun ou noir. Le suc gastrique lui ayant fait subir ce changement de coloration. « Par son action sur l'hémoglo-« bine le suc gastrique change le sang en hématine. » (Leube) (1). Dans d'autres cas, on ne trouve plus qu'une muqueuse rouge, plus ou moins infiltrée et

(1) Leube. Ziemsen loc. cit.

sentant parfois des plaques ecchymotiques partielles ; dans quelques cas aussi, la gastrorrhagie peut être consécutive à la formation d'ulcérations de la muqueuse (ulcère rond), à la rupture des vaisseaux veineux soit primitive, c'est-à-dire par suite d'une stase considérable, soit consécutive à la formation d'ectasies variqueuses.

Enfin elle peut se produire à la suite d'une oblitération artérielle, à la suite d'embolies et par conséquent d'une nécrose partielle de la muqueuse stomacale, en dernier lieu à la suite de dilatations anévrysmales des vaisseaux artériels, et à leur rupture à l'intérieur de l'estomac.

Nous avons vu que les désordres occasionnés par les lésions valvulaires dans la circulation du cœur s'accompagnent de troubles plus ou moins considérables dans le système vasculaire périphérique.

Ainsi, consécutivement à la stase veineuse et à la congestion dans ces vaisseaux périphériques, divers troubles nutritifs anatomiquement appréciables se manifestent, qui ne sont pas sans jouer un rôle important dans les accidents multiples qui atteignent les malades portant des lésions chroniques du cœur et notamment dans la production des hématémèses.

« Par suite de l'exagération de la pression sanguine, apparaissent tantôt des dégénérescences graisseuses, tantôt des véritables modifications inflammatoires chroniques, qui, dans ce dernier cas, s'accompagnent d'un épaississement plus ou moins marqué de la membrane interne de l'estomac. » (Freidreich) (1).

Mais ces altérations existent à des degrés divers, selon que l'affection cardiaque a donné lieu à une stase plus ou moins marquée dans la circulation veineuse. Cette stase s'étend de la veine cave inférieure à la muqueuse de l'estomac directement et indirectement. En effet l'anatomie nous a montré qu'elle se faisait et était favorisée, non-seulement par l'entremise des veines sus-hépatiques, intra-hépatiques, la béance de celle-ci et par l'entremise du système capillaire de la veine porte ; mais aussi directement par les veines œsophagiennes inférieures et les veines diaphragmatiques ; enfin par les veines hémorrhoïdales moyennes qui établissent une communication constante de la veine porte avec les branches de l'hypogastrique.

Le nombre, l'étendue et les anastomoses de ces branches veineuses favoriseront évidemment une stase veineuse et une hyperémie considérable de la muqueuse. C'est en effet ce qui ressort de l'observation clinique. Nous rapportons textuellement un observation recueillie par Todd et publiée par Stokes (2), dans laquelle cette hyperémie fut déterminée par la rupture d'une des valves de la tricuspide et fut la seule cause des hématémèses.

(1) Freidreich. Traité des maladies du cœur, p. 388.

(2) Stokes. Traité des maladies du cœur et de l'aorte, p. 486

OBSERVATION.

Le malade du Dr Todd n'était pas soumis à son observation au moment présumé de la déchirure : c'était un homme de 21 ans, admis à King's College Hospital avec de l'anasarque et de l'ascite; l'hydropisie avait débuté par la face et les extrémités supérieures et avait ensuite marché rapidement.

Le foie avait beaucoup augmenté de volume et était induré. La respiration était fréquente (40 par minute). Le malade, en proie à une toux qui l'épuisait conservait une position demi-couchée.

A la partie antérieure de la poitrine, le murmure respiratoire avait le caractère puérile ; il était faible et crépitant. L'impulsion du cœur vigoureuse se percevait à la vue et au toucher dans une grande étendue du thorax ; il existait un frémissement à la base et à la pointe du cœur ; le choc cardiaque se sentait et se voyait au niveau du scrobicule du cœur et dans toute la région précordiale.

On constata l'existence d'une matité étendue, et de deux bruits de souffle : l'un était plus fort à la pointe et sous le sternum ; le deuxième, moins intense, avait une tonalité différente et s'étendait à la base du cœur et sur le trajet de l'aorte. Ces deux bruits étaient systoliques; le deuxième bruit du cœur était faible, mais naturel ; le pouls petit et filiforme disparaissait sous une pression légère.

La maladie de ce jeune homme remontait apparemment à 27 mois avant son entrée à l'hôpital. A cette époque, il reçut dans une émeute un coup de couteau, un peu au-dessous de la mamelle droite. La blessure laissa échapper une grande quantité de sang, puis survint une pleurésie que l'on traita par plusieurs émissions sanguines. Cet état fut suivi d'une constipation opiniâtre qui se termina par des selles abondantes contenant une quantité considérable de sang en caillots et très-fétide. Quatre semaines après cet accident, une hématémèse eut lieu ; cette hémorrhagie et les selles sanglantes se renouvelèrent tous les quinze jours environ jusqu'aux trois derniers mois de la maladie.

Nous donnons textuellement les résultats de l'examen nécroscopique.

Autopsie : « L'examen du cadavre est pratiqué environ 12 heures après la mort. Le corps est très-œdématié. Les plèvres et le péritoine contiennent de la sérosité en grande abondance. Celle-ci s'est épanchée dans la cavité pleurale pendant les 48 heures qui ont précédé la mort.

« Les poumons, fortement œdémateux, ne sont point affaissés. Le cœur est très-hypertrophié. L'oreillette et le ventricule droit sont dilatés. Les cavités gauches sont un peu plus grandes que de coutume. Les valvules de cette partie du cœur sont saines, ainsi que les valvules sigmoïdes de l'artère pulmonaire. Il n'en est pas ainsi de la valvule tricuspide. La grande valve, qui sépare l'infundibulum de la portion auriculaire du ventricule et qui est placée en avant, flotte dans la cavité du ventricule. Elle n'est fixée au cœur que par sa base, au niveau de la zone fibreuse auriculo-ventriculaire ; toutes ses cordes tendineuses sont rompues à des hauteurs différentes, ce qui donne à son bord libre l'apparence d'une membrane déchiquetée. Les muscles papillaires dont émanent les cordes tendineuses sont évidemment atrophiés et raccourcis. Le bord libre de la valvule n'est point épaissi, et l'on ne constate aucune modification dans sa structure, ni dans les parties déchirées des cordes tendineuses. Les extrémités de ces tendons soit dans la partie qui adhère aux muscles, soit dans celle qui est restée fixée à la valvule forment de petites nodosités rappelant l'extrémité renflée des nerfs dans les moignons d'amputés.

« L'aorte et ses branches ont une dimension moindre que de coutume. Leurs tuniques sont amincies, et leur structure se rapproche ainsi de celle de l'artère pulmonaire : celle-ci est dilatée et hypertrophiée comme les cavités droites du cœur.

« L'atrophie des muscles papillaires du ventricule droit qui tiennent sous leur dépendance le jeu de la valvule tricuspide prouve que la rupture valvulaire existe depuis longtemps. Elle remonte probablement à l'époque où le malade fut blessé, c'est-à-dire à 2 ans et demi. La forme arrondie et le gonflement des extrémités des cordes tendineuses indiquent un commencement de travail de réparation auquel il n'a manqué pour être complet que la juxtaposition exacte et continue des parties lacérées : condition impossible dans un organe comme le cœur.

« La membrane muqueuse de l'estomac est très-mince et très-pâle, ça et là, elle est ramollie, on n'y constate ni ulcérations ni cicatrices.

« Todd a déduit avec succès l'engorgement du foie et les hématémèses répétées de l'état de surcharge de l'oreillette droite et du système veineux. »

Enfin nous ajouterons qu'en beaucoup de cas cette hyperémie n'est pas la seule cause d'hémorrhagies ; en effet une excitation anormale et excessive du système nerveux intra-cardiaque ou intra-stomacal peut déterminer une hyperkinésie des fibres musculaires de l'estomac et amener ainsi une transsudation sanguine plus ou moins considérable.

Mais ce mode de production des gastrorrhagies n'est pas le seul, car il est bien certain encore que les altérations de nutrition produisent des érosions de la muqueuse (ulcère rond).

Nous avons vu que dans les stases considérables la composition du sang éprouvait des modifications et que le suc gastrique subissait consécutivement des altérations de composition. Celles-ci peuvent être la cause de production des érosions par autophagie. Leube (1) dit en effet : « Nous avons vu dans le chapitre de physiologie que dans l'état physiologique, il ne peut être question d'une digestion des parois sto-

(1) Ziemsen, Hundbuch der Krauteiten des chylopoëtischen systems, I, 2. Haelffe, Leube, ulcus ventriculi simplex, p. 87.

macales par le suc gastrique que par rapport à la couche supérieure de la muqueuse qui présente une réaction acide; puisque déjà la couche stomacale qui correspond au fond des follicules sécréteurs a une réaction alcaline; la digestion par le suc gastrique ne serait possible que s'il y avait une réaction acide des couches profondes de la muqueuse. Si la destruction devait gagner les autres couches de l'estomac, la réaction alcaline de l'état normal devrait préalablement cesser. Ceci est possible sous deux conditions : ou le suc gastrique s'altère et devient trop acide, de sorte que l'alcalinité des parois stomacales toujours renouvelée par la circulation ne suffit plus pour le neutraliser et l'empêcher de pénétrer dans les couches profondes, ou bien l'alcalinité de la paroi stomacale est diminuée, et le suc gastrique, avec son degré normal d'acidité, suffit à transformer la réaction alcaline en une réaction acide. La preuve de l'exactitude de cette théorie faite *a priori* est donnée par les expériences de Pavy. Si l'on met, d'après Pavy, un peu d'acide dans l'estomac, et qu'on laisse libre le courant sanguin, l'estomac reste intact; si l'on interrompt le cours du sang, la quantité d'acide restant la même, l'estomac se digère lui-même. Si l'on augmente la quantité d'acide introduit dans l'estomac, et qu'on laisse libre le cours du sang, l'estomac se digère de même.

« La genèse de l'ulcère rond doit donc être cherchée dans la diminution de l'alcalinité des parois stomacales; comme cette alcalinité dépend de la distribution du sang, une interruption du courant sanguin aura pour conséquence une diminution de l'alcalinité dans toute l'étendue de la stase et la possibilité d'une autophagie. »

Il s'ensuivra nécessairement une gastrorrhagie, les hémorrhagies étant la conséquence fatale de toute solution de continuité.

L'ulcère rond reconnaît encore une cause plus directe de formation. Il peut être produit par des hémorrhagies mécaniques. En effet Muller (1) a démontré expérimentalement sur le lapin, que la ligature de la veine porte, en provoquant des hémorrhagies sur la muqueuse gastrique, y produisait des ulcérations. Il est évident que cette expérience n'est que la reproduction de ce qui se passe lorsqu'une lésion valvulaire du cœur produit un obstacle à l'écoulement du sang veineux, et amène une stase du système veineux périphérique.

A cette production mécanique des gastrorrhagies, s'ajoutera encore la même cause que précédemment, la formation d'une ulcération par autophagie avec l'hémorrhagie concomitante.

Outre ces premiers modes de formation des ulcérations de la muqueuse de l'estomac, l'ulcère rond est encore la conséquence forcée de la production d'expansions, d'ectasies variqueuses. En effet l'accumulation du sang dans la cavité d'une veine produit sa dilatation permanente; et de même que cette dilatation peut se

(1) Ziemsen. Loc. cit.

produire dans les veines des membres abdominaux, elle peut aussi affecter les veines de tous les organes, et par conséquent les veines de l'estomac. Par suite des progrès mêmes de l'affection valvulaire, et de l'obstacle au cours du sang devenu des plus considérables, ces dilatations variqueuses usent les parties environnantes, et arrivent à n'être plus recouvertes que par la couche la plus superficielle de la muqueuse; alors une perforation est imminente, qui s'affectuera sous l'influence d'une excitation passagère et accidentelle, d'une contraction des fibres musculaires de l'estomac, et déterminera ainsi, en même temps qu'une ulcération de la muqueuse, une hémorrhagie parfois très-abondante.

Chez le malade dont nous avons rapporté l'observation quand nous avons parlé de l'insuffisance mitrale, des dilatations variqueuses s'étaient déjà produites sur la jambe droite; et l'autopsie est venue prouver que des dilatations analogues existaient dans les vaisseaux veineux de l'estomac. Des ruptures vasculaires et des hématémèses consécutives n'eurent pas lieu, mais deux jours avant sa mort, il eut une gastrorrhée abondante, phénomène qui est explicable en grande partie par la transsudation séreuse des veines dilatées et hyperémiées.

Enfin les hématémèses peuvent se produire à la suite de dilatations anévrysmales, ou à la suite d'embolies artérielles.

Nous avons dit que la circulation artérielle de l'estomac se faisait non-seulement par les artères venues du tronc cœliaque, mais par les diaphragmatiques inférieures, et les œsophagiennes inférieures qui naissent toutes les deux directement de l'aorte. Leurs anastomoses réciproques et avec les branches œsophagiennes fournies par la coronaire stomachique, déterminent une circulation plus active, mais en même temps, elles doivent favoriser aussi singulièrement, par le même motif, la production de ces dilatations artérielles dont nous avons parlé.

De plus, si des embolies sont lancées dans le torrent circulatoire, il est évident que ces embolies arriveront d'autant plus sûrement dans les capillaires artériels de l'estomac, que les ouvertures dans l'aorte des troncs artériels qui les fournissent seront plus nombreuses. Les diaphragmatiques et les œsophagiennes inférieures venant directement de l'aorte, ajouteront donc une chance de plus d'embolies des artères de l'estomac, et de plus, leurs anastomoses avec la coronaire stomachique assureront encore leur progression dans tout le système artériel de cet organe.

Nous avons dit que, dans l'insuffisance aortique, le ventricule gauche s'hypertrophiait pour lutter contre l'excès de pression de l'ondée sanguine produite par le reflux du sang de l'aorte dans sa cavité. Or cette hypertrophie compensatrice peut à un moment donné dépasser les limites physiologiques, projeter dans l'aorte une quantité de sang anormale sous une pression exagérée, et produire ces dilatations, ces expansions anévrysmales dans tout le système vasculaire aortique, et notamment dans les capillaires artériels de l'estomac (Freidreich) (1).

Par suite de la rupture de la poche anévrysmale, une ulcération de la muqueuse se forme et une hémorrhagie se produit d'autant plus abondante que la dilatation et le calibre du vaisseau seront plus considérables.

Quant au mode de production des embolies, il est tout autre.

Nous n'avons pas l'intention de décrire ici de quelle nature sont ces embolies, et par suite de quel mécanisme elles sont lancées dans le torrent circulatoire. Qu'elles soient le résultat de coagulations sanguines dans le cœur consécutivement à la péricardite (Forget) (2) qu'elles proviennent de particules détachées des valvules altérées (Freidreich) (3), ou qu'elles soient le résultat de quelque autre processus pathologique, le mode de production des ulcérations de l'estomac et des hématémèses n'en sera pas moins le même dans l'un ou l'autre cas.

Or ces embolies auront une triple action sur les différentes parties constituantes de l'estomac.

Ces embolies, une fois arrêtées, fixées dans les artères dont le calibre ne sera plus assez considérable pour permettre leur progression, auront pour résultat immédiat de ralentir et d'arrêter le cours du sang dans les vaisseaux qui en sont le siége, et dans les

(1) Freidreich. Traité des maladies du cœur, p. 388.
(2) Forget. Précis théorique et pratique des maladies du cœur.
(3) Freidreich. Loc. cit., p. 395.

parties de l'organe auxquelles ils se distribuent. Le phénomène initial sera donc un défaut de nutrition de ces parties, et le résultat immédiat sera le ramollissement et la gangrène des parties où se rendent les artères.

De plus nous savons dans quelles conditions se produit l'autophagie, et nous avons vu comment se formait l'ulcère rond de l'estomac dans ce cas. Enfin la paroi vasculaire elle-même finit par subir au niveau de l'embolie des modifications dues à ce contact; ces modifications peuvent aller jusqu'au ramollissement et aux perforations.

Nous devons donc pour la production de l'ulcère rond et des hématémèses par embolie, invoquer trois causes principales, existant simultanément, l'autophagie, la gangrène, et la perforation du vaisseau, siége de l'embolie.

Panum (1), par l'introduction de coagulum dans les artères, a reproduit expérimentalement ce mode de production de l'ulcère rond.

Nous ajouterons avec Freidreich (2) que « l'embolie est plus rare dans l'endocardite chronique que dans l'endocardite aiguë, ce qui s'explique par la différence des lésions. De plus, dans l'endocardite aiguë, ce sont principalement des particules fines, ténues, pulpeuses, qui pénètrent dans le torrent circulatoire, et s'avancent jusque dans les plus petits vais-

(1) Ziemsen. Loc. cit., ulcus ventriculi simplex, p. 87.
(2) Freidreich. Loc. cit., p. 395.

seaux, de sorte que, dans ce cas, on aura surtout affaire à des embolies capillaires; dans l'endocardite chronique, au contraire, on voit se détacher des valvules altérées, des particules d'un certain volume, par exemple des concrétions calcaires, des dépôts anciens, des végétations de tissu conjonctif etc. De sorte que dans ce dernier cas, ce sont les gros troncs artériels qui sont obstrués. »

Nous terminerons en disant que souvent l'embolie artérielle et la stase veineuse sont réunies; car une lésion cardiaque provoquant une stase veineuse générale, peut en même temps donner lieu à des embolies, et c'est précisément cette coïncidence des deux agents morbifiques s'unissant pour le même but, qui fait que certaines lésions cardiaques doivent être regardées à juste titre comme l'origine de l'ulcère simple et des hématémèses.

CONCLUSIONS

Les signes au moyen desquels on peut reconnaître les maladies du cœur doivent être cherchés non-seulement dans le cœur lui-même, mais dans les organes voisins. Les différents troubles cardiaques ont en effet un retentissement plus ou moins marqué sur les fonctions de tous les organes, et parmi ceux-ci, l'estomac est un de ceux qui en reçoit le contre-coup le plus direct. Les nombreuses connexions qui unissent ces deux organes, tant nerveuses que circulatoires, en donnent l'explication.

Tous les deux recevant leurs filets nerveux du pneumogastrique, et du grand sympathique, il est facile de concevoir que toute excitation anormale de l'un, devra avoir son retentissement sur les fonctions de l'autre.

C'est ainsi que nous avons vu comment une excitation exagérée trop longtemps continuée, ou une excitation excessive accidentelle, consécutive aux maladies du cœur, pouvait déterminer des troubles différents dans les divers appareils musculaire, muqueux, circulatoires, sécrétoires de l'estomac, et donner lieu au pyrosis, à la gastrorrhée, aux régurgitations acides, à la flatulence, aux vomissements, ou aux crampes, à la pesanteur d'estomac, en un mot aux phénomènes dyspeptiques ou gastralgiques.

Mais nous avons vu en même temps que ces différents troubles dépendaient encore bien plus directement de l'état de la circulation, tant de la circulation veineuse que de la circulation artérielle. Le mode de réaction du cœur est d'ailleurs variable comme celui de ses maladies; les troubles dont l'estomac peut être le siége, offrent des différences relatives au siége de la maladie dans telle ou telle cavité du cœur, ce qui s'explique facilement par les rapports anatomiques et physiologiques de l'une et de l'autre cavité du cœur. Dans les lésions du cœur droit, ce seront des phénomènes de stase qui se produiront, et nous avons vu comment ceux-ci déterminaient un état dyspeptique, en rapport même avec le degré de l'affection cardiaque qui l'a produit. Dans les lésions du cœur gauche, au contraire, il se produira une anémie plus ou moins considérable du système capillaire artériel, et nous avons vu que celle-ci déterminait des phénomènes gastralgiques.

Mais nous avons dit aussi qu'à une période avancée de l'affection cardiaque, les deux symptômes dyspepsie et gastralgie pouvaient se trouver réunis chez le même sujet, et que même dans ces cas, il est encore possible de déterminer quelle est la lésion primitive du cœur, par la prédominance des phénomènes gastralgiques ou dyspeptiques.

Nous dirons enfin, que s'il est incontestable que ces différents troubles gastriques soient et sous la dépendance du système nerveux, et sous la dépendance du système circulatoire, c'est, d'un autre côté, leur association qui fait que ces troubles sont si accentués dans le plus grand nombre des cas.

En dernier lieu, nous dirons que c'est encore l'association de ces deux agents morbifiques concourant au même but, qui détermine des lésions de l'estomac, et même des hématémèses ; que ces hématémèses peuvent être produites soit simplement par la transsudation du sang des vaisseaux de l'estomac ; soit par suite de la formation d'ulcérations de la muqueuse (ulcère rond), par altération des éléments du sang consécutive à la stase, et autophagie ; soit par la rupture des vaisseaux veineux, que celle-ci soit primitive, ou consécutive à la formation d'ectasies variqueuses; soit par suite de dilatations anévrysmales des vaisseaux artériels, enfin, par suite d'embolies, et que ces embolies déterminent les gastrorrhagies par rupture des vaisseaux, par gangrène et par autophagie.

Paris. — A. PARENT, imp. de la Faculté de Médecine, r. M.-le-Prince 29-31.

www.ingramcontent.com/pod-product-compliance
Ingram Content Group UK Ltd.
Pitfield, Milton Keynes, MK11 3LW, UK
UKHW021624260726
13994UKWH00003B/1064

9 782329 116938